健康是人生第一財富

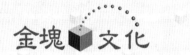
金塊 文化

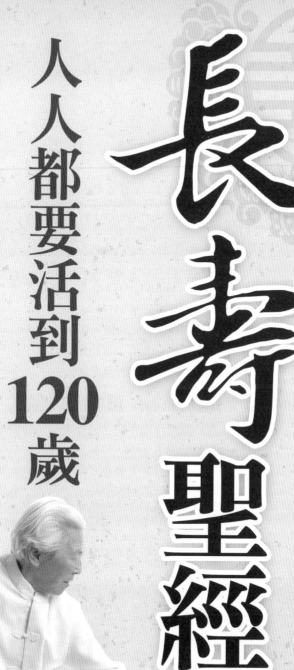

長壽聖經

人人都要活到120歲

趙鐵鎖——著

CONTENTS

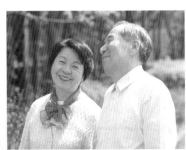
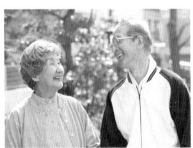

CONTENTS

CONTENTS

CONTENTS

CONTENTS

我們需要一場長壽革命

　　2008年，我做了一件非常有意義的事，就是在中國老年學學會助老公益事業委員會領導下，協辦了第一屆「中國十大壽星排行榜」活動。在3個多月的時間裡，我和眾多健康專家、醫學家一起，以地毯式將全國各地健在的百歲老人進行了一次普查，最終按出生時間先後，從最高排序產生了2008年中國十大壽星。

　　這次活動給我留下一個深刻感受，就是人活到120歲真的不是什麼難事，很多長壽老人，110多歲甚至都120多歲了，說起話來依然底氣十足，走起路來絲毫不輸中年人，有幾個農村老人甚至還能參加田間勞動。可是，結合目前國人整體壽命現狀，我又發現能夠活到100歲的人真可說是鳳毛麟角。為什麼會這樣呢？就這個問題，我曾多次和身邊的專家們討論過這個問題，其中一位的回答讓我印象深刻，他說：「別的我不敢說，120歲，按照人類正常的生長發育，每個人至少能活到120歲，但現在多數人早早的就把自己的生命消耗完了，能量沒有了，自然也就活不長了。」也就是說，能量是維持生命的原動力，長壽的關鍵就是如何保住你體內的能量。

在活動過程中我得到了另一個啟示：長壽是後天努力得來的，不是先天的。很多百歲老人他們的父母活得並不長，甚至連他們的子女也不如他們活得長，這充分證明長壽是後天努力得來的；先天條件是次要的，後天努力占長壽因素的80%以上。只要經過後天努力，形成良好的生活方式，不管你的先輩活多長，你自己要活到120歲不是夢想。

對於長壽，傳統說法叫做「活到天年」。天年是什麼？就是天賦的年壽，是自然壽命，用那位專家的話說，就是「按照人類正常生長發育」來的壽命，就是120歲。過去，有種說法是人活到80多歲就是全壽，死了就是喜喪，送喪的人不能哭，應該笑。現在看來，我們其實是把壽命標準定得太低了，事實上，我們每個人都能活到120歲。這個標準不是我定的，也不是哪個專家定的，而是我們祖先根據幾千年的觀察、研究得出來的，如《尚書》指出：「一曰壽，百二十歲也。」另外，現代科學根據人類的生長期、細胞分裂次數、性成熟期等方法測算，也得出了類似的結論。

我進入保健行業已經有十多年了，從跨入這個行業第一天起，讓所有人能活到「天年」就成了我的奮鬥目標。2008年的「中國十大壽星排行榜」活動，目的也是為了讓更多人來關注健康，關注自己的壽命。當時，我就有個想法，就是把這些長

壽老人的長壽經驗匯總起來寫成書，讓更多人能夠從中受益。
於是，在普查過程中，白天走訪聽取這些壽星的養生建議，瞭
解他們長壽的原因，晚上回來加以整理，再加入我從醫學專
家、保健專家那裡得來的養生保健經驗，構成了這本書的雛
形。在這個基礎之上，我又查閱資料，加上自己多年積累的一
些素材，然後請一些專家朋友們審閱、提建議，幾經修改，這
本書才算定稿。

書裡面有很多保健的方法與我們傳統養生理念有所不同，
我的這些養生理念，很多是來自於真正活過100歲的長壽老人，
因而也是最真實、最實用的，有些地方是對傳統理念的一種昇
華，有些地方則完全打破了傳統的養生理念，因而是革命性
的。我真誠的希望，這本書能夠帶給更多人健康與長壽，有更
多人通過閱讀這本書活到自己的天年。

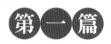

第一篇

活到天年，不求天
——每個人都有長壽的潛質

尊到秦皇漢武，唐宗宋祖，小到平頭百姓，哪個人不希望長壽呢？但事實已經證明，人不可能永生，總有一個壽限，那麼長壽究竟是一個什麼樣的標準呢？我認為，長壽的標準就是活到天年。大量研究證明，每個人的天年都在百歲之上，這也就告訴我們，一個人活過百歲應該是自然而然的事情，不需要求告於天。

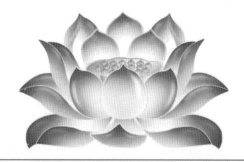

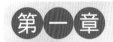

第一章
人究竟活到多少歲才算盡享天年

每個人都應該活過120歲

身在養生保健這個行業，研究人的壽命是我的一項重要工作。因為知道了一個人應該活到多少歲，就可以推算他少活了多少年，進而研究他為什麼會少活了這麼多年？怎樣才能讓其他人更長壽？於是，這就回到了我們養生保健的目標與宗旨——讓每個人都活到天年。

在研究過程中，我走訪了許多長壽之鄉，也翻閱了古今中外大量相關的書籍，最終得到了一個讓人驚訝的結論：原來那些活過百歲的老壽星並不是通過什麼奇特的方法增加自己的年齡，他們只不過是活到每個人都應該活到的年齡！

在中國文獻記載中，壽命最長的一個人就是彭祖。據說他是顓頊的玄孫，歷經唐虞夏商等代，活了880歲。不過，對於這一記載，不少人提出了質疑。由於年代久遠，關於彭祖活到880歲的真實性我們已經無法考證，但根據近代一些有確切記錄的人類壽命記載，也足以讓我們震驚。

據有關記載，中國氣功養生家李慶遠，生於清康熙18年（1679年），死於1935年，享年256歲；中國貴州的龔來發，1996年去世時147歲；伊朗老婦穆赫辛，1997年161歲才去世；英國的弗姆卡恩活了

209歲，經歷了12個王朝……

　　如果說上面這些記載離我們還是有些遠，那麼「中國十大壽星排行榜」就可以說是鐵證如山了。2008年，我和同事們經過160個日日夜夜，以地毯式對全國各地的百歲老人進行了全面普查，並由眾多健康專家、醫學家等從中評選出了長壽明星男女各十名。其中，生活在新疆喀什的薩迪克‧薩伍提老人和生活在烏魯木齊的買合甫‧孜汗分別以121歲、118歲位居男、女壽星排行榜榜首，而另外18位老人最小的都超過了110歲。這些老人雖然早已過了耄耋之年，但大部分人身體健康、精神矍鑠，說起話來擲地有聲。

　　那麼，人到底能活多少歲呢？針對這些長壽個案，我又翻閱了一些古書，最終找到了答案。中國現存最早的醫學典籍《黃帝內經》認為，人至少要活到100歲，如《素問 上古天真論》裡說：「盡終其天年，度百歲乃去。」另外，《尚書》又提出「一曰壽，百二十歲也」，即活到120歲，才能叫做活到了應該活到的歲數。哲學家王充提出：「百歲之壽，蓋人年之正數也。猶物至秋而死，物命之正期也。」晉代著名養生家嵇康認為，「上壽」可達百二十，「古今所同」。

　　由此可知，中醫學認為人的壽命應該是100～120歲左右。另外，現代科學也通過各種縝密的推理，算出了人類的自然壽命，其結論與中國古代醫學的見解非常相似。常見的推算方法主要有以下三種：

　　1.生長期測算法：哺乳動物的最高壽命相當於其生長期的5～7倍，人的生長期為20～25年，因此人的自然壽命應為100～175歲。

　　2.細胞分裂次數與分裂週期測算法：哺乳動物壽命是其細胞分裂次數與分裂週期的乘積，人體細胞自胚胎開始分裂50次以上，分裂週期平均為2～4年，因此人的自然壽命應為120歲左右。

3.**性成熟期測算法**：哺乳動物的最高壽命相當於性成熟期的8～10倍，人在13～15歲左右性成熟，因此人的自然壽命應為110～150歲。

總之，無論用哪種方法推算，人的壽命都應該在百年之上，但現代人的平均壽命僅為70歲左右，與自然壽命差了30～50年。那麼，究竟是什麼奪走了我們本應好好活在世上的這幾十年時間呢？這個問題值得人們深思。

人的壽命85％要靠後天保養

「人命天註定」，在很多人眼裡，人的壽命在降生那一刻就註定了，自己是沒法改變的。最初，持這種觀念的人只是一些普通的「天命論」者，並沒有多少科學依據；後來，有些人引入了遺傳學概念，認為遺傳基因是長壽最主要的因素，於是有更多人成了這種天命論的「俘虜」。

對於這樣的觀念，我一向持反對態度，我認為長壽並不是先天的，而是後天養來的。後來，我的觀點得到了長壽科學研究專家的證實，這些科學家經過長期的調查研究，終於發現決定長壽的因素中遺傳只占15％，另外85％則要靠後天努力。

陳進超是長壽之鄉廣西巴馬長壽研究所的所長，他從事長壽科學研究已經近30年了，據他所說，長壽雖然與遺傳基因有一定的關係，在大多數長壽家族都能找到前輩長壽代表，巴馬的百歲家族很多，百歲父女、母子，百歲兄弟、姐妹不稀奇。然而，並不是因為有了長壽基因就能長壽，人類的後天修養才是最重要的。

事實上，從中醫學的角度來說，基因決定長壽理論也是站不住腳

的。中醫學中有這樣的說法：「氣聚則生，氣壯則康，氣衰則弱，氣散則亡。」這裡的「氣」是指人體的元氣，元氣充足免疫力就強，就能戰勝疾病；如果人體元氣不足或虛弱，就不能產生足夠的抗體或免疫力去戰勝疾病；而元氣耗盡，人就會死亡。由此可見，人的生命是由元氣來決定的，只要有元氣在，人就可以活下去。那麼，元氣又是從哪來的呢？

中醫認為，元氣又稱原氣，是由父母之精所化生，但父母給的這種先天元氣只能維持7天的壽命，人要想活下去，就要吃東西，呼吸自然之氣。也就是說，元氣雖然是先天帶來的父母精氣，卻必須由後天的水穀之氣、自然之氣來補充。父母的身體都好，孩子將來身體也會比較好，免疫力也比較強，不容易生病。但是，這並不代表可以長壽，如果他總是倚仗先天元氣，盡情透支，壽命也不會很長。反之，父母的身體不好，孩子先天元氣沒那麼充足，這樣的人自小免疫力低、體弱多病，但如果他很注意養生，懂得養護自己的元氣，也能長壽。

總之，父母遺傳的先天精氣會影響孩子的身體狀況，至於能否長壽，還要看他本人後天能不能好好養護體內的元氣，這才是決定一個人壽命長短的根本因素。

與疾病和平共處，帶病照樣可延年

有個朋友的舅舅，在50多歲時查出了癌症，當時醫生下了定論，說他最多只剩下幾個月的壽命。多數人知道這個消息都會痛不欲生，每天精神委靡，可這個舅舅卻不這樣。他心想：反正我就剩下這幾個

月了，辛辛苦苦了大半輩子，現在該好好享受享受了，於是該吃就吃，該喝就喝，還到處遊山玩水。結果，醫生的預言不但沒有實現，他反而悠哉地活到了85歲。

這件事給了我極大的觸動，它讓我深深地體會到，疾病並不是長壽的絆腳石，並由此引發了我對「帶病延年」這個概念的思考。「帶病延年」是由清代醫學家王孟英提出來的，出自《王孟英醫案》。書中認為：患了慢性病（痼疾）很難治癒，只能改善臨床症狀，緩解病情，所以王孟英用「帶病延年」救助患者。今天，這句話可以被我們推而廣之，作為正確對待疾病的態度。那麼，讓我們回過頭來想一下，為什麼帶病也可以長壽呢？

首先，帶病者知道自己身體的弱點，因此奉行「將欲取之，必先與之」的道理，經常學習養生知識，善於休養生息、積蓄力量。比如做運動，他們不會像健康者那樣自恃強壯而一曝十寒，而是持之以恆適當進行；又如飲食調養，帶病者因沒本錢放縱自己，故吃得謹慎、科學，不敢像強壯者那樣無所顧忌地吃，因而不會導致體內垃圾堆積、脂肪過剩。帶病延年者勝在時有遠慮，對於身體，他們不敢有一絲一毫的怠慢，長期下來，這些「零存」的健康就成為「整取」的長壽了。

另外，帶病者一般體質不好，這使他們領悟到了「巧者有餘、拙者不足」的道理，因而善於以「巧」取勝。他們一般不爭強好勝，不做力不從心的事。「病身最覺風霜早」，一遇冷熱氣候他們能及時防範，因而活得從容、仔細、不急不躁，這樣，能量代謝便相對緩慢，自然節約了「能源」，使有限的生命得以細水長流。

所以說，疾病來襲時不要害怕，否則你首先就被自己打倒了。只

要與疾病和平共處,慢慢調養自己的身體,好好吃飯、好好睡覺,你身體裡的正氣就會把帶來疾病的邪氣打得落荒而逃。退一步講,即使疾病一直存在,只要它沒有肆意干涉你的生活,帶病延年,你同樣可以長壽。

如皋老人的長壽秘訣

2008年,首屆「中國十大壽星排行榜」的揭榜儀式安排在江蘇省如皋市,其中的原因是眾人皆知的。在如皋145萬人口中,百歲以上的老人有200餘人,90～99歲的老人有4,000多人,80～89歲的老人超過40,000人,遠遠超過了國際公認長壽之鄉的標準。

如皋與其他長壽之鄉不太一樣,它並沒有遠離城市文明,隱藏在崇山峻嶺之中,而是地處長江三角洲城市圈內,與南京、上海等國際大都市比鄰而居,接近蘇杭等旅遊勝地,自然環境非常一般。這裡的人之所以長壽,主要還是由於他們的生活習慣。

在飲食方面,如皋老人每餐都吃得很清淡,早晚都喝大米粥或者玉米糝粥,外加包子等主食;中午就是米飯加三菜一湯,青菜、蘿蔔、豆腐是主打,如皋人都相信「魚生火,肉生痰,青菜豆腐保平安」的諺語;他們每頓飯只吃八分飽,喜歡吃應季的新鮮蔬菜,不吃反季的溫室蔬果,而且從不挑食。

如皋人的飲食傳統可以歸納為「兩粥一飯」,這種飲食觀念中最有益身體健康的是早晚的這兩頓粥。食粥養生已有久遠的歷史,粥在古代稱「糜」,厚粥稱「饘」,薄粥稱「酏」,宋代詩人陸游有一首《食粥》詩:「世人個個學長年,不悟長年在目前。我得宛丘平易

法，只將食粥致神仙。」說的就是食粥可以養生長壽。

另外，《醫學入門》也有關於食粥養生的記載：「蓋晨起食粥，推陳致新，利膈養胃，生津液，令人一日清爽，所補不小。」從中醫角度來看，老年人身體上存在著不同程度腎精不足的問題，經常喝粥，有補腎益精、益壽延年的功效。而酉時（下午5點到7點）又是腎經當令的時間，此時喝粥，補腎效果會更好。如皋很多老人一直堅持早晚喝粥，這個習慣幫他們擺脫了胃痛、失眠和便秘等困擾。

在起居方面，如皋老人一直保持「日出而作，日落而息」的傳統生活習慣，中午還會小憩一會兒，堅持每天睡足8個小時；早晨醒來，先搓臉搓耳朵，等神志都清醒了再起床；洗漱後用手指梳頭，按摩頭皮，晚上臨睡前用熱水泡腳。此外，他們還會在天氣好時去散步、曬太陽、甩手、踮腳，或者和孫輩一起放風箏；不出去時，他們就在家裡靜坐半小時，或者讀書看報寫字，過著悠閒的生活。

總之，這些事情看起來都稀鬆平常，只要年復一年、日復一日去做，即使以前身體有什麼病症，也能慢慢調養過來。如皋很多百歲老人就是靠著這樣簡單的生活方式養好了很多疾病，而且一直快樂健康地生活著。因此，大家不要把養生當成一件非常深奧的事情，只要能夠像如皋老人這樣清淡飲食，早晚喝粥，中午吃飯，日出而作，日落而息，適當娛樂，長壽就像家常便飯一樣平常了。

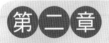

活不到120歲，錯不在天而在人

保持體內陰陽平衡才是健康長壽的根本

自古以來，健康長壽是人們共同的美好願望，追求的方法五花八門，而我認為，陰陽平衡才是健康長壽的基礎。而關於陰陽平衡這個問題，《周易》和《黃帝內經》這兩部經典都有表述。

中華文化群經之首《周易》提出了一個千古命題叫做「一陰一陽謂之道」，就是說，萬事萬物都是陰陽的運動，陰陽運動是萬事萬物的原規律，生命運動亦是陰陽運動。所以，中醫學、養生學都以陰陽為核心。《周易》認為，陰陽相互作用是萬事萬物運動的根本，八卦和太極圖都表明，陰陽運動維持著動態的相對平衡，正常的平衡被破壞，就會導致精氣神失調而產生衰老。

《黃帝內經》認為，陰陽是萬物生殺的根本，陰陽是生命的根本。另

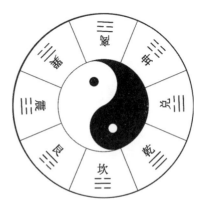

八卦太極圖

外，《黃帝內經 素問》還提出了「法於陰陽，和於術數，食飲有節，起居有常，不妄作勞，故能神與形具，而終其天年，度百歲乃去」的健康長壽之道。意即一個人要想健康長壽，必須把握陰陽，順應四時調節規律。

中醫的陰陽學說還認為，人體的陰陽變化與自然四時陰陽變化協調一致，同時能保持人體與其內外環境之間的陰陽平衡，就能增進身體健康，預防疾病發生，進而達到延年益壽的目的。中醫學主張「治未病」和「以預防為主」的觀點，旨在培養人體正氣，提高抗病能力，防止病邪侵害。所謂「正氣存內，邪不可干；邪之所湊，其氣必虛」，就是這個道理。

當然，陰陽平衡所涉及的面是廣泛的。就是說，人要達到健康長壽的狀態，身體和心理應保持好各種平衡，如心理平衡、代謝平衡、營養平衡、動靜平衡等。如果這些方面處於相對平衡狀態，人的健康狀況和情緒就會是好的；如果在某一方面或某些方面出現了失衡，就會導致某些疾病發生，或處於虛弱不健康狀態。如果人體長期處於疾病之中而不能及時康復，或長期處於虛弱不健康狀態，那麼，長壽、歡度晚年，只能是紙上談兵。

不健康的生活方式最能損耗你的生命

我認識一個朋友，剛剛40出頭，但看上去像個60歲的老頭子，每年都得住幾次醫院。有次住院檢查出得了胃癌，我去醫院看他，一見面他就開始訴苦，說老天爺對他太不公平了，給他這樣一個糟糕的身體，他還有很多事情沒有做。我不知道說什麼好，只說了一些安慰

的話就走了。因為我知道，這個朋友本來身體非常好，由於自己生活不節制，尤其喜歡喝酒，再加上工作壓力大，才造成了今天這樣的局面。

幾個星期後，這個朋友去世了。在葬禮上，我見到了他的父母，出人意料的是，他的父母看上去反倒像四五十歲的樣子。後來一打聽才知道，原來這個朋友的父母都是大學老師，一直過著平平淡淡的生活。在現代社會，像我朋友一樣未老先衰的現象已經相當普遍，這不僅影響生活品質，而且直接導致了壽命縮短。這實際上表現的是一種能量轉化的過程，為什麼這麼說？我舉一個簡單的例子大家就明白了。

人體就好比一個能量庫，裡面的能量支撐著生命的延續，並且隨著時間的推移，庫裡的能量在不斷地消耗、減少，等到能量耗完，生命也就終結了。事實上，我們的任何一個舉動，例如讀書、走路等都在消耗能量。如果是按正常的速度消耗能量，每個人都可以活到100歲，但大多數人都在透支自己的能量，比如吸煙、酗酒等，都是對能量的過度消耗，正是這樣的能量消耗，縮短了人類的壽命。

在現代社會，人們的生活看似多姿多彩，其實總結起來只有兩個字：忙碌。事實上，這種忙碌不僅包括工作，還包括娛樂，你也許會說，娛樂不就是放鬆，對身體應該有好處啊？確實，恰當的娛樂是一種對身體的調節，但不恰當的娛樂就是一種能量消耗，比如上班族對著電腦工作一天，晚上回去還要玩電腦遊戲；本身就是運動員，經過一天的訓練，晚上還要跑去跳舞等，都是一種能量的消耗。

另外，快節奏的生活容易讓人產生不良的情緒，比如失望、消沉、沮喪、嫉妒、焦慮、憂愁、悲痛、煩躁、憤怒等，這本身就是一種能量的自我損耗，因而也是壽命的損耗。還有各種慢性病，如腎

炎、肝炎、胃病、糖尿病、高血壓等，既是能量損耗的結果，也是損耗更多能量的原因；再加上來自家庭方面的因素，比如長期縱欲，使腎精虧損、陽氣虛弱等。

不過，值得注意的是，人體的能量庫不只是往外輸出能量，還可以往裡補充能量，比如腦力勞動者工作累了，運動一下，補充一些身體缺少的營養，而睡眠本身就是一種能量的補充。

總之，壽命的長短是受多種因素影響的，除了先天稟賦的強弱之外，還與後天給養、居住條件、社會制度、經濟狀況、醫療衛生條件、環境、氣候、體力勞動、個人衛生等多種因素的影響有關。一個人要想活到天年，必須從生活中各個環節加強注意，減少能量損耗，增加能量補充。

天黑不睡覺，天亮還在耗——致命

人類的作息有一定的規律，遠古人類順應自然形成了「日出而作，日落而息」的生活模式，我們的身體也適應了這種作息節律，一旦打亂，就會對身心造成惡劣的影響。《管子》云：「起居不時……則形累而壽命損。」意思是說，長期生活起居缺乏規律，或雖有「規律」但卻是不健康的壞規律，比如經常熬夜，就會打亂人體內環境的平衡，引起氣血失和、陰陽失調，進而減損壽命。

在所有的不良習慣中，作息不規律是最致命的。根據多年的觀察，我發現長期熬夜的人，由於身體經常超負荷工作，極易出現功能紊亂、內分泌失調、神經衰弱、記憶力減退、頭昏腦漲、注意力不集中、反應遲鈍、健忘以及頭暈、頭痛等問題。此外，常熬夜的人生活

不規律，極易患腸胃毛病，還常伴有腰膝酸軟、手腳冰冷、失眠等症狀。

後來，一些中醫界朋友從中醫的角度，也肯定了我對熬夜減損壽命的結論。中醫認為，「夜臥則血歸於肝」，經常熬夜容易耗損人體的陰津，導致陰陽失和，這也是為什麼熬夜之後容易上火的原因，一夜未睡之後，次日臉上就多出幾個痘痘、嗓子也變得乾痛起來。當然，這只是熬夜在身體上的直接表現，是身體發出的警報，長此以往，就會損害臟器，進而造成致命傷害。

據有關專家研究顯示，連續多晚睡眠不足，即每天睡眠時間不足6小時，就會像連續兩晚不睡覺一樣對人的身心造成傷害，引發以下各種疾病：

1.**心臟病**：「每週工作60個小時以上，長期睡眠不足的人，心臟病發作的機率可能是普通人的兩倍」、「連續兩晚睡眠時間少於5小時，心臟病發作的可能性比正常狀態高出一至兩倍」，這一研究結果是專家們針對700名40～76歲的男子進行為期兩年的調查後所得的結果。

2.**胃病**：英國紐卡斯爾大學的研究人員發現，人體的胃和小腸在晚上會產生一種有修復作用被稱為TFF2蛋白質的化學物質，如果睡眠不足，就會影響這種物質的產生，從而增加患胃潰瘍的機率。研究人員認為，在睡眠過程中，TFF2的水準會大量增加，這一物質有助於修復胃和小腸的損傷。但不按時睡覺，或缺乏睡眠，就會影響TFF2的產生。

3.**糖尿病**：日前美國《內科學檔案》週刊上發表的一項研究成果表示，睡眠不足會導致糖尿病。專家建議，成年人最好在晚上11點前

上床睡覺，並確保每晚睡足7個小時。

4.**肥胖症**：一項長期調查研究顯示，每晚睡不到5小時的中年婦女，體重增加15公斤以上的危險比每晚睡7小時的婦女高出32%，患肥胖症的機率高出15%。

另外，英國一項研究顯示，睡眠不足還會導致感冒、抑鬱症、中風和癌症等疾病，並且，經常缺乏睡眠可能會誘發精神錯亂。

總而言之，規律的睡眠是對身體能量的一種補充，喜歡熬夜的人，長期處於能量消耗狀態，而身體得不到及時補充，怎麼會長壽呢？

時尚風潮中的健康陷阱——減肥不當易減壽

減肥作為一種時尚已經不是一天兩天的事了。過於肥胖固然對身體健康非常不利，有些人也確實需要控制一下體重，但讓我感到憂心的是，在這波「瘦，還要更瘦」的流行風潮中，很多人為了瘦身，不惜付出了健康甚至生命的代價。那麼，怎樣才能避免減肥減掉壽命呢？

減肥風潮發展至今，已經不是年輕女性的專利了。我朋友的一位堂叔，已經70多歲了，去做拔火罐減肥，結果還真有效，兩個月減了15公斤，全家人正為此歡欣鼓舞時，老人家住進醫院了。原來，拔火罐不僅拔去了身上的脂肪，還拔走了不少元氣，一個70多歲的老人，元氣一泄，各種毛病自然就找上門來了。

在現代社會，像這樣減肥減出毛病的人不在少數，究其原因，還是由於減肥的觀念、方法不對，結果在減掉身上脂肪的同時，還減掉

了自己的壽命，這也是現代人不能活到天年的一大因素。

事實上，大多數人減肥的目的不是為了健康，而是為了漂亮，這就造成了「瘦，還要更瘦」的病態心理，認為只有一直瘦下去，才能不斷增加自己的魅力。於是，本來不需要減肥的人，也不由自主地加入了減肥大軍，其實，正確的減肥理念應該是以健康為標準。我們在減肥之前，最好先經過專業醫療人員的評估，瞭解自己是否真的肥胖，是否真的需要減肥，並且確定減肥的原因，然後有針對性地進行調理。

目前，減肥的方法多種多樣，但最為普遍的還是節食，即使選用其他減肥方法的人，多少也配合節食。我們傳統的觀念認為，肥胖的根本原因就是吃得太多，所以減少食量是減肥的重要環節。然而，節食減肥的結果並不像我們預期那樣好，因為長時間節食確實會讓體重減輕，然而一旦恢復正常飲食，就會復胖。

中醫認為，造成肥胖的最大問題是「肝鬱」和「脾虛」。肝鬱造成膽汁分泌不足，脾虛則導致胰腺功能減弱，而膽汁與胰腺正是消解人體多餘脂肪的兩位幹將，只有將這兩位幹將的積極性調動起來，才能從根本上解決肥胖的問題。

要想使肝和脾的功能恢復正常，首先要保證的就是血氣的通暢，血氣通暢來源於充足的營養，如果採取節食減肥，必然會由於營養不足而影響肝、脾功能，使脂肪的排放量更加減少，這也正是節食減肥者恢復正常飲食後體重迅速反彈，甚至超過減肥前體重的根源。更可怕的是，長期節食使氣血化生無源，不僅影響肝脾健康，甚至身體其他器官的正常運行也會受到阻礙，從而造成各種慢性病的產生，嚴重的還會誘發癌症。

　　總之，減肥要考量自己的身體情況，採取科學方法，最好從肝、脾入手，採用「補」法，增加二者的疏泄功能，而不要一味地「減」，以致把自己的壽命也減掉。

五臟風調雨順才能收穫長壽碩果

　　在管理學中有一種木桶理論，認為一只木桶究竟能裝多少水，既不取決於木板的平均長度，也不取決於最長的那塊木板，而是取決於最短的那塊木板。根據我的觀察，這種理論同樣適用於養生學中，人體的五臟就好比構成木桶的五塊木板，一個人的壽命究竟有多長，並不取決於身體各個臟器的平均壽命，也不取決於壽命最長的那個臟器，而是取決於壽命最短的那個臟器。誠然，由於現代醫學的發展，可以進行臟器移植手術，但並不能改變這個基本的現狀。

　　對一棵樹來說，樹葉落了還會再生，樹枝斷了也沒有關係，但如果樹根死了，這棵樹就不能活了。對人來說，五臟就是生命的根基，缺了其中任何一個，這個人的生命也就結束了。因此，保護五臟就是保護生命的根本，也是延長壽命的根本。在這一方面，我們千萬不能含糊，這裡提一些建議，給大家參考。

　　1.心的養護：養心首重養神。《黃帝內經》提出「精神內守」，方法很簡單：按摩手心的勞宮穴與腳底的湧泉穴，每天臨睡前進行，按摩到發熱為止。另外，有些人手指冰涼，指甲上的月牙白逐漸消失，這些都是

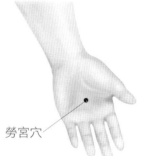

勞宮穴

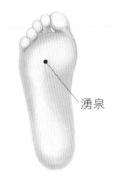

湧泉

心氣不足的表現。養心氣要多吃桂圓、大棗、蓮子、人參、黃芪等。

2.肝的養護：肝主怒，主謀略，一個人怒氣衝天，謀略、理智全沒了，全靠情緒去做事，實際上就是肝功能失調的結果，這會造成很嚴重的後果。所以養肝就要保持情緒穩定，遇事不要太激動，尤其不能動怒。另外，肝主目，肝血足則眼睛明亮，視物清楚，肝血不足則兩目乾澀，看不清東西。養肝血要多吃枸杞、當歸、動物肝臟等食物。

3.脾的養護：養脾其實很簡單，只要你吃好、睡好就沒問題。怎麼算吃好呢？其實就是該吃飯時吃飯，不要饑一頓飽一頓，也不要暴飲暴食，該吃什麼吃什麼；早晨吃好，中午吃飽，晚上吃少；多喝粥，多吃蔬菜和水果；少吃鹽，清淡飲食，等等。怎麼算睡好呢？就是時間到就要睡覺，不要熬夜，10點之前最好上床睡覺，每天睡足8小時，睡到自然醒。

4.腎的養護：腎主藏精，精是維持生命的最基本物質，養腎保精就要節欲，房事要有節制，不能過度，欲望也不能過多。腎主水，在自然界中，水多是寒涼的，所以腎是最怕受寒的。腎位於後腰兩側，有些人這個部位總是涼的，這是因為腎虛。養腎要注意保暖，尤其是後腰兩側的保暖。另外，養腎還可以多搓搓腰，就是用兩手搓後腰，每天早晚各一次，兩手握拳，大拇指和食指組成的小圓圈叫拳眼，用拳眼分別對準後腰脊椎兩側腎臟的位置，然後一邊水平地來回搓，一邊把腎臟向中間擠壓。搓的過程能給腎臟帶去熱量，提升腎陽，向中間擠壓的過程能提升腎臟的能量，所以要一直搓到兩側腎區都感覺到

熱為止。

5.肺的養護：肺主氣，司呼吸。肺是主管全身呼吸的器官，主全身之氣，所以養肺就要調適呼吸，即採用腹式呼吸法。肺喜潤而惡燥，因此平時，尤其是乾燥的秋季要多吃些梨、蓮藕、銀耳、玉米等潤肺除燥的食物。另外，要注意保持室內濕度，防止因乾燥而傷肺。

俗話說「過猶不及」，凡事處於平衡才是最好的狀態，身體也是一樣。只有各個器官之間與器官內部保持平衡、和諧，身體才是舒適的，人也才是健康的。

向「長壽之王──烏龜」學習節能養生

有句俗話說「千年的王八，萬年的龜」，說法雖然有些誇張，但烏龜長壽卻是不爭的事實。烏龜自古以來就是「長壽」的象徵，古籍如《史記》、《春秋》和《莊子》等書中，有關長壽龜的記載不勝枚舉，在現實生活中，「千年龜」雖屬罕見，但兩三百年的烏龜，在世界各地確實是屢見不鮮。

為了研究烏龜的長壽秘訣，我去翻一些相關的研究，發現烏龜長壽的秘密可以用兩個字來概括──節能。一般來說，烏龜節能的方法有以下幾種：

1.活動慢：正像朋友的小孩說的，慢是烏龜延壽的一大方法，正因為牠們行動緩慢，新陳代謝也就慢了下來，這本身就是一種極高的「節能術」。

2.食物要求低：烏龜對食物的需求不高，食性廣，不挑剔，當飲食來源匱乏時，烏龜能透過生理時鐘使其新陳代謝明顯減弱，以少耗

體內養料。

3.睡覺多：烏龜睡眠時間非常多，只要溫度低到一定程度就會進入冬眠狀態，減少能量消耗。

4.用「龜息法」呼吸：烏龜無肋間肌，牠的呼吸為口腔下方一升一降的動作，且頭、足一伸一縮，肺也就一張一收，這種呼吸法被稱為「龜息」。與人類的呼吸相比，這種「龜息法」也是一種節能。有一種氣功正是模仿這種「龜息」動作，太極拳中也有「龜息」動作。

總而言之，烏龜透過各種方法來減少能量損耗，來延長自己的壽命，這種養生方法運用到人類身上，我們給它起了一個名字，叫「節能養生」。我認為，節能養生法對於中老年人，尤其是老年人非常適合，因為老年人經過多年的損耗，能量儲存已經很低了，節能養生可以避免不必要的損耗，從而維護生命的陰陽平衡，益壽延年。

中國十大長壽明星的五大長壽經驗

2008年，首屆「中國十大壽星評選」活動選出的十大壽星中，男性6名、女性4名，平均年齡是117.5歲，十位壽星都是跨越了三個世紀的歷史見證人。我有幸在活動中走訪了這十位老壽星，我發現他們的許多長壽經驗是非常具有借鑒意義的。在這些長壽經驗中，我總結了五條，錄於此，供大家學習、參考。

1.愛勞動，愛鍛煉：這些長壽老人並沒有因為自己年紀大了，就安安心心去「養老」，而總喜歡忙這忙那，閒不下來，他們雖然很多人並不知道「生命在於運動」這句話，但都不約而同領悟到運動養生的精髓。他們有一個普遍的觀念，就是老人越動越健康，懶惰對老人

來說不是享福，而是自討苦吃。

2.**心態好，脾氣好，心地善良，樂善好施**：絕大多數長壽老人都不是小雞肚腸，他們對什麼事情都看得開，從來不為家長里短的小事而煩惱。也許，正是因為他們的包容，才得到了廣泛的愛戴。有很多長壽老人，在當地都是有名的和事佬，誰家鬧糾紛了，老人出來說幾句話就解決了。

3.**沒有明顯的不良生活習慣**：這十位老壽星中，沒有一位抽煙，有三個人少量飲酒，有三位喜歡吃肉，大多數不飲茶，這基本符合我們平常所說的保健理念。關於吃肉，由於老年人體內能量消耗太多，需要補充足夠的能量來維持生命活力，而吃肉是很好的選擇。不過，值得注意的是，吃也要有方法，要做得容易消化，否則消化肉食所耗費的能量比補充的還要多，就得不償失了。

4.**生活有規律，飲食粗細搭配，不挑食**：這些長壽老人都有合理的飲食結構，粗細搭配，其中粗糧占40%、細糧占60%，且大部分以玉米、地瓜為主食，而大部分老人喜歡吃蔬菜和水果。

5.**保健意識強，健康放在第一位**：有句話說「心想事成」，只有想讓自己長壽，才有可能長壽。這些長壽老人在聽保健課時非常認真而且會後積極實踐，可見他們非常注意保健和學習新的保健知識，且大部分老壽星長期服用保健食品來提高身體機能、抵抗力和增強腎動力。

另外，政府的關心、兒女的孝順、家庭和諧等，都為他們創造了長壽的條件。

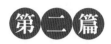

第二篇

骨正筋柔，氣血自流
——長壽必養筋、骨、腎

長壽的基礎是健康，而健康的基礎
則在於筋、骨、腎，因此，養生首先要
從筋、骨、腎養起。在這一篇，我教給
大家一些養筋、骨、腎的方法與理念，
非常簡單，只要堅持下去，把身體健康
的這三個支點架起來，就能夠輕鬆走過
百年。

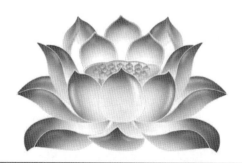

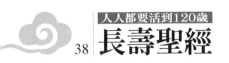
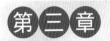

筋長一寸，壽延十年

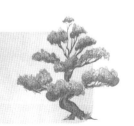

老筋長，壽命長

俗話說，「老筋長，壽命長」，「運動強筋骨，吐納良肺腑」。在傳統養生文化中，筋佔據了重要的地位，古人修煉的很多武功都與筋有關，比如我們經常在武俠劇裡看到的分筋錯骨手、分筋擒拿法、收筋縮骨法等，甚至還有一本專書是用來練筋的，那就是我們非常熟悉的《易筋經》。如果想要廢掉一個人的武功，挑斷「腳筋」就可以了。

為什麼筋這樣重要？我們還是先來瞭解一下什麼是筋。《易筋經》云：「筋乃人之經絡，骨節之外，肌肉之內，四肢百骸，無處非筋，無處非絡，聯絡周身，通行血脈而為精神之輔。」可見，最初的「筋」是指分佈於身體各部分的經絡。後來，經過時代的演變，筋的定義也發生了改變，逐漸成了韌帶和肌腱的俗稱，也就是我們現在所說的筋。

筋附著在骨頭上，有收縮肌肉，活動和固定關節的作用，人體的活動全靠它來支配。可以說，如果人體沒了筋，就會成為一堆毫無活力的骨頭和肉。在2008年京奧會上，劉翔為什麼跑不動了？報導說是

肌腱受到了磨損，實際上也就是筋受傷了。中醫認為，肌肉的力量源於筋，所謂「筋長者力大」，筋受傷了自然使不出力氣來，尤其是後腳跟這根大筋，支撐著身體全部的重量，所以劉翔當時選擇退賽是非常明智的，因為這時他已經心有餘而力不足了，即使當時拼著這條腿不要了，也不可能跑出好成績。這樣，我們也就明白了，為什麼一個武功高強的人，挑斷腳筋之後就成為一個廢人，因為他已經使不出力氣來了。

筋的最基本功能是伸縮，牽引關節做出各種動作，筋只有經常活動，也就是伸拉，才能保持伸縮力、彈性，這就是我們常說的練筋。古代有許多功夫高手，能夠年過百歲而不衰，與練筋是分不開的。不過，需要注意的是，練筋需要特殊方法，我們平常所做的跑步、登山等運動，主要的活動部位是肌肉，由於肌肉組織的粗纖維之間有很多的毛細血管，其活動需要大量的供血來完成，這樣會使脈搏加快，造成人體缺氧而呼吸急促，這時體內的筋還遠遠達不到鍛煉的目的。因此，需要一種能鍛煉筋而儘量不鍛煉肌肉的運動，這就需要「易筋」，這個方法我將在下面章節中講到。

「傷筋動骨一百天」，其實是要把筋養好

骨折癒合過程受到許多因素的影響，如年齡、身體情況、損傷部位、損傷程度等，「傷筋動骨一百天」只是一種簡單的認識。如股骨骨折的小兒一個月左右就可基本癒合，成年人則往往需要三個月以上才能癒合；有些骨折，如股骨頸骨折，患肢固定超過一百天也未必癒合，更談不上活動了。

　　我個人認為，「傷筋動骨一百天」的關鍵不在骨，而在於筋。筋在人體中有著聯繫骨、組成關節和活動關節的作用，任何導致筋的位置、順序、結構、走行方向異常的因素，均會使筋的作用失常或喪失，也就是所謂的「傷筋」。一般來說，骨折患者都會伴有傷筋，而相對於骨骼癒合，傷筋動骨之後，筋的修復更加困難。

　　所謂「腎主骨生髓」，只要一個人的腎沒問題，那麼骨頭自己就可以癒合，可以生長，並且骨折的地方如果癒合得好，會和原來一樣。然而，筋就不同了，它本身是不會癒合的，需要增生出來的瘢痕把斷裂或者撕裂的地方連接起來，叫做瘢痕癒合。一般來說，傷筋動骨之後，患者很容易發生重力性水腫、肌萎縮、韌帶鬆弛、關節僵直、創傷性關節炎等併發症或後遺症，而這些都是由於筋沒養好造成的。由於筋出現了問題，自然就會減緩骨的癒合，即使骨完全癒合了，沒有筋的拉動、連接，也是不能自由活動的。

　　那麼，傷筋動骨之後怎樣養筋呢？這裡給大家幾點建議：

　　1.在4～6周內固定患肢：人體韌帶等軟組織損傷的修復時間一般在4～6周左右，這段時間內患者應該固定患肢以促進損傷的修復，很多傷筋患者之所以留下後遺症，大都是因為在規定時間內沒有嚴格固定患肢導致的。另外，患肢在4～6周後應該逐漸恢復正常活動，否則容易引起筋縮。

　　2.**息怒養筋**：中醫認為「肝主筋，其華在爪」。肝的精氣充足，方能養筋；反之，肝虛則筋氣不舒，筋自然得不到滋養。另外，中醫還認為「怒傷肝」，所以在傷筋之後，一定要注意調節情志，不要動不動就發怒，這對身體的恢復極為不利。

　　3.**合理膳食**：中醫認為「辛養筋」，傷筋之後，多吃一些薑是好

的。另外，我給大家推薦一種「酒蟹」，在古代是皇帝的御用養筋方，養筋效果非常棒。方法為：用清酒和鹽把蟹浸一夜，拿掉螃蟹排出的髒物，再加上花椒和鹽，另外在乾淨的器皿裡加一些酒，倒入原來浸蟹的汁，一起燒開，冷卻後倒入蟹中，汁必須將蟹完全浸沒，這樣就可以了。這種酒蟹可以佐餐食用，每次酌量。

腰酸背痛腿抽筋，不是缺鈣而是寒邪傷人

現在許多人都認為腰酸背痛腿抽筋是缺鈣引起的，於是補充五花八門的鈣，吃了也不見好轉，其實這種情況不是缺鈣，而是寒邪傷人的典型特徵。

抽筋在醫學術語上叫痙攣，這個在寒的屬性裡叫收引。收引，就是收縮拘急的意思。肌膚表面遇寒，毛孔就會收縮；寒邪進一步侵入經絡關節，經脈便會拘急，筋肉就會痙攣，導致關節屈伸不利。因為寒是陰氣的表現，最易損傷人體陽氣，陽氣受損失去溫煦的功用，人體全身或局部就會出現明顯的寒象，如畏寒怕冷、手腳發涼等。若寒氣侵入人體內部，經脈氣血失去陽氣的溫煦，就會導致氣血凝結阻滯，不暢通。我們說「不通則痛」，這時一系列疼痛的症狀就出現了，頭痛、胸痛、腹痛、腰脊酸痛。

因此，我們在養生時要特別注意防寒。寒是冬季主氣，寒邪致病多在冬季，因而冬季應該注意保暖，避免受風。單獨的寒是進不了人體的，它必然是風攜帶而入的。所以北風凜凜的冬季，出門要戴上棉帽、圍上圍巾，就是為了避免風寒。

值得注意的是，冬季氣溫低，人容易感受到寒意，在保暖上下

的工夫也會大一些，而陽春三月「乍暖還寒時」，古人說此時「最難將息」，稍不留神就會著涼、傷寒，所以春季要特別注意衣著，古人講「春捂秋凍」，就是讓你春天時別忙著脫下厚重的棉衣。春天主生發，萬物復甦，各種邪氣都在這時候滋生。春日風大，風中席捲著融融寒意，看似脈脈溫吞，實則氣勢洶洶，要特別小心才是。

那麼，炎炎夏日，人都熱得揮汗如雨，也需要防寒嗎？當然需要。夏天我們經常飲食涼的食物和飲料，又總是在冷氣房裡待一整天。到了晚上，下班出門，腿腳肌肉收縮僵硬，腿肚子發酸發沉，腦袋犯暈，甚至連走路都會覺得彆扭，感覺雙腿不像是自己的。這時寒邪就已經侵入你的體內了。

如果你真的腰酸背痛腿抽筋，不要急著補鈣，教你兩個小竅門，先試試再說。

1.**芍藥甘草湯**：腰酸背痛其實是肌肉酸痛，腿抽筋是筋脈痙攣。脾主肌肉，肝主筋脈，肌肉和筋脈有了問題，就要找對主因，調和肝脾。芍藥性酸，酸味入肝，甘草性甘，甘味入脾，因而這味芍藥甘草湯被譽為止痛的良藥，並且一點都不苦口。芍藥和甘草這兩味藥在一般中藥店都能買到，製法為：取白芍20克、甘草10克，或用開水沖泡，或用溫火煮，可當茶水飲用。注意，這裡說的芍藥、甘草一定要是生白芍、生甘草，不要炙過的，炙過的藥性就變了。

2.**按揉小腿**：小腿抽筋時，以大拇指稍用力按住患腿的承山穴，按順、反時針方向旋轉揉按各60圈；然後，大拇指在承山穴的直線上下擦動數下，令局部皮膚有熱感；最後，以手掌拍打小腿部位，

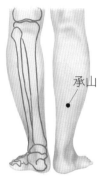

承山

使小腿部位的肌肉鬆弛，只要幾分鐘甚至幾秒鐘，小腿抽筋症狀即可消失。不過，這個狀況雖然暫時解除了，病根卻還在，敲打按揉一些經絡穴位，固然可以散結淤阻、活絡氣血，但從病根上來論，還是要把寒氣徹底從體內祛除，這樣你才能身輕如燕，健步如飛。

肩周炎、腰間盤突出，病根在筋上

前面我已經多次談到「筋骨相連」、「筋為骨用，筋能束骨」，很多時候因為筋出問題導致不能「束骨」了，骨頭才會出問題。肩周炎（又稱「五十肩」）正是由於正氣不足，肝腎虛損，最終導致筋脈失養所引起的；另外，腰間盤突出也是一樣，由於筋的彈力減弱，不能把腰間盤裡的骨頭束統起來，才使它們相互錯位。中醫一貫講究辨症診治，所以這兩種病找到根兒，還是要從「筋」論治。首先，對於肩周炎，可以用以下幾種傳統療法。

1.拔罐法：常用的拔罐穴位有肩井、肩前、肩貞、天宗等穴位，每次選兩個穴位，交替使用。

2.刮痧療法：刮痧時應在施術部位塗抹刮痧油，減少刮痧時對皮膚的損傷，並加強活血化淤、疏通經絡的作用。常選用的經絡有手臂外側的肺經、大腸經；每週可刮1～2次。

3.中藥熱熨、熱敷：可選用活血化淤、舒筋活絡、消腫散結的中藥熱熨、熱敷，同時也可服用養血榮筋丸、活血止痛散等中成藥。

4.自我調理：這對肩周炎患者來說十分重要，特別是適當做大幅度肩關節的運動，對預防肩關節的粘連，肩部軟組織的拘緊、攣縮，大有好處。

彎腰轉肩：患者彎腰垂臂，甩動患臂，以肩為中心，做由裡向外，或由外向裡的畫圈運動，用臂的甩動帶動肩關節活動。

後伸下蹲：患者背向站於桌前，雙手後扶於桌邊，反復做下蹲動作，以加強肩關節的後伸活動。

爬牆：患者面向牆站於前，雙手上抬，扶於牆上，努力向上爬，要每天比前一天爬得高。

另外，對於腰間盤突出，可採用以下幾種傳統療法進行治療。

1.藥療法：對於腰間盤突出，活血舒筋是治病的關鍵。在發病初期，可選用清代趙竹泉先生的補腎活血湯，效果很不錯。處方：熟地黃、破故紙、菟絲子各10克，杜仲、枸杞子、當歸尾、沒藥、山茱萸、獨活、肉蓯蓉各3克，紅花2克，水煎服，每日1劑。若下肢放射痛明顯者，加地龍12克、威靈仙15克；疼痛甚者，加乳香、細辛各5克。

2.自我調理

臥位：腰間盤突出患者應睡較硬的床墊，仰臥時膝微屈，膕窩下墊一小枕頭，全身放鬆，腰部自然落在床上。側臥時屈膝屈髖，一側上肢自然放在枕頭上。

下床：從臥位改為俯臥位，雙上肢用力撐起，腰部伸直，身體重心慢慢移向床邊，一側下肢先著地，然後另一下肢再移下，手扶床頭站起。

坐位：坐在椅子上，腰部挺直，椅子要有較硬的靠背，椅子腳高度與病人膝的高度相等。坐位時，膝部略高於髖部，若椅面太高，可在足下墊一踏板。

站起：從座位上站起時，一側下肢從椅子側面移向後方，腰部挺直，調整好重心後起立。

3.**食物療法**：取杜仲20克、威靈仙55克，分別研粉，後混合拌匀，再取豬腰子（豬腎臟）1～2個，破開，洗去血液，再放入藥粉；攤勻後合緊，共放入碗內，加水少許，入鍋久蒸。吃豬腰子，飲湯，每日1劑（孕婦忌用）。主治腎虛型腰間盤突出症，有補腎強筋、壯骨強腰的作用。

青筋暴突是身體廢物積滯的結果

我們偶爾會看到有些人四肢上暴露出一條條可怕的青筋，通常這些人都比較瘦，所以人們就認為，是這些人缺少脂肪才導致身體的筋暴露出來。事實上，不僅暴露出來的這一條條東西不是筋，並且它們也不是因為瘦造成的，這實際上是人體內廢物積滯過多的產物，這一條條「青筋」正是我們的靜脈血管。

我們都知道，人體的血管有靜脈和動脈之分，人體通過動脈把心臟的血液輸送到全身，通過靜脈把血液回收到心臟。當靜脈血液回流受阻，壓力增高時，青筋常常在人體表面出現凸起、曲張、扭曲變色等反映狀。如果身體中有各種淤血、痰濕、熱毒、積滯等生理廢物不能排出體外，就會導致全身各個系統都發生障礙，此時在臉部、腹部、腳部，特別在手掌和手背的青筋就會非常明顯。所以，青筋就是人體的積滯，身體內的廢物積滯越多，青筋就越明顯。一般幾天不通便的人，青筋會特別明顯。事實上，根據青筋的分佈，我們還可判斷出不同的病情：

手部青筋

1.手背青筋：手背青筋表示腰背部有積滯，容易導致腰肌勞損，疲勞乏力，常見腰酸背痛，甚至出現肌肉緊張、硬結節。

2.手指青筋：小孩手指青筋表示腸胃積滯消化不良，成人手指青筋不但表示消化系統有問題，還反映了頭部血管微循環障礙，腦血管供血不足，嚴重者會出現頭暈、頭痛、中風等頭部不適症狀。

3.手掌青筋：手掌到處可見青筋，表示胃腸積滯，血脂高，血黏稠，血壓高，血液酸性高，含氧量低，血液易凝聚積滯，會出現頭暈、頭痛、疲倦乏力、身體虛弱等症狀。

頭部青筋

1.當太陽穴青筋凸起時，往往表示頭暈、頭痛；當太陽穴青筋凸起、扭曲時，表示腦動脈硬化；紫黑時容易中風。

2.鼻樑有青筋表示腸胃積滯，容易胃痛、腹脹、消化不良、大便不利，紫色時則情況更加嚴重。

3.嘴角腮下有青筋，表示婦科疾病，帶下濕重，疲倦乏力，腰膝酸軟，下肢風濕。

胸腹部青筋

1.胸腹部出現青筋要多注意乳腺增生。

2.腹部出現青筋，則是比較嚴重的積滯，一般是肝硬化的標誌。

下肢青筋

1.膝部青筋表示膝關節腫大、風濕性關節炎。

2.小腿有青筋多是靜脈曲張，嚴重者往往發生腰腿疾病、風濕關

節痛。多見於久站的老師和專櫃小姐。

　　總之，人體任何部位出現青筋，不但影響外觀，更重要的是身體廢物積滯的反映。積滯的清除關鍵是平時要學會清腸排毒，清腸排毒與通便概念不同，很多人總以為天天大便都正常，就忽略了清腸排毒。要清腸排毒和消除青筋凸現，最好是平常就運用拍打和刮痧療法。

簡易拉筋法，防筋縮延壽命

　　在現代社會，科技進步使生活舒適多了，多數人使用電梯、汽車，使得運動量大大減少，筋縮也因此增加。那些長期坐著工作的上班族，尤其是老闆，連一杯水都要祕書送到手上，所以筋縮的可能性大增。

　　人一旦過久不動就容易筋縮，而筋縮又是導致各類疾病的根源，從而縮短人的壽命。筋長一寸，壽延十年，我們在平常應該多拉一拉自己的老筋。根據我搜集的材料，筋縮可導致的症狀主要有以下幾種：頸緊痛，背緊痛，長短腳，腰僵直痛，不能彎腰，不能蹲下，腿痛及麻痹，轉身不靈活，肌肉收縮/萎縮，手不能伸屈（手筋縮短），步法開展不大、密步行走，髖關節的韌帶有拉緊的感覺，大腿既不能抬舉亦不能橫展，腳跟的筋有放射性的牽引痛，手、腳、肘、膝時有脹、麻、痛感，活動不順。

　　如果你在生活中遇到以上情況，就應該是筋縮，要拉一拉筋了。那麼，該怎樣拉筋呢？下面教給大家幾種簡易的拉筋法。

　　1.臥位拉筋法：這種拉筋法分為四個步驟，比較適合在家裡使

用。**第一步**：先將兩張安全穩妥、平坦的椅子擺放在近牆邊或門框處；**第二步**：坐在靠牆或門框的椅邊上，臀部儘量移至椅邊；**第三步**：躺下仰臥，左腳伸直倚在牆柱或門框上，右腳屈膝落地，儘量觸及地面，雙手舉起與身體呈水平狀，保持10分

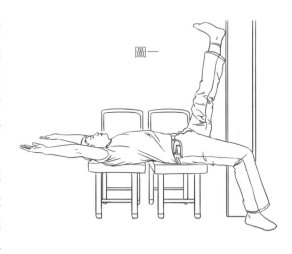

圖一

鐘（這期間，右腳也可作踏單車姿勢擺動，有利放鬆髖關節）；**第四步**：移動椅子至另一面，依上述方法，左、右腳轉換，再做10分鐘。（如圖一）

這種方法不僅可以拉鬆腰至大腿膝後的筋腱，還有助於拉鬆髖部的關節，並且對大腿內側韌帶及大腿背側韌帶也有拉動，是一種高效拉筋法。要注意的是，一般高血壓、心臟病、骨質疏鬆症、長期體弱的患者，在拉筋時需有專業醫生配合，否則可能會發生危險。

2.立位拉筋法：這套方法是我從香港名醫朱增祥先生那裡學來的，非常方便，隨時都可以使用，方法也分四步：**第一步**：找一個門框，雙手上舉扶住兩邊門框，儘量伸展開雙臂；**第二步**：一腳在前，站弓步，另一腳在後，腿儘量伸直；**第三步**：身體與門框平行，頭直立，雙目向前平視；**第四步**：以此姿勢站立3分鐘，再換一條腿站弓步，也站立3分鐘。（如圖二）

這種方法可拉肩胛部、肩周圍、背部及相應部位的筋腱、韌帶，

可治療肩頸痛、肩周炎、背痛
等症。

　　3.其他拉筋法：其實拉筋
是一種非常簡便的保健方法，
隨時隨地都可進行，無論採用
什麼方法，只要感覺筋被拉動
了，就會收到相應的效果。比
如，在家裡的餐椅上、窗臺
上，在公園的亭柱上、長椅上

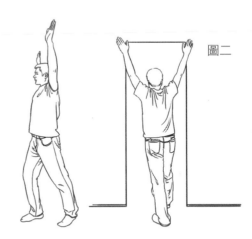

圖二

等，都可以拉筋。不過，需要注意的是，飯後最好不要拉筋。

助你長壽的經典——生命十二式易筋經

　　對於「易筋經」，我們非常熟悉，它是一種以強身壯力為主的
鍛鍊方法，「易」有變易的意思，「筋」指筋脈，主要特點是動靜結
合，內靜以收心調息，外動以強筋壯骨，在金庸先生所著的武俠作品
中就曾多次提到。事實上，現實生活中確實有這樣一部《易筋經》，
不過關於它的來歷眾說紛紜，有說是天竺和尚達摩所傳，有說是道家
秘笈，無論如何，它強筋健骨的功效是眾所周知的。

　　易筋經分為內功和外功兩種，其中內功運動量較大，動作難度較
高，一般全套鍛鍊只適用於體力較好的青壯年或慢性病患者；而外功
因主要運動指掌及上肢，普遍適用各年齡層的健康人及慢性病患者，
通過上肢運動而運氣壯力、活血舒筋，影響全身。在這裡，只向大家
介紹外功功法。

早晨面向東立，消除雜念，聚精會神，通身不必用力，使「氣」貫於兩手。邊做邊默念數字。練熟一式後再做下一式，熟練後連貫練習。各式鍛煉方法如下：

第1式：兩腳分開，距離同肩寬；兩眼向前看，兩肘稍屈，掌心向下；每默數一字，手指向上一翹，手掌向下一按；一翹一按為1次，共默數49次。

第2式：兩手放在大腿前面，握拳，拇指伸直，兩拇指端相對；每默數一字，拇指向上一翹，四指一緊，一翹一緊，共默數49次。

第3式：兩手拇指先屈於掌內，然後四指握拳，兩臂垂於體側，拳孔向前；每默數一字，將拳一緊，緊後即鬆，一緊一鬆為1次，默數49次。

第4式：兩臂從下向前緩緩舉起，高與肩平，兩肘稍屈，拳心向對（1尺左右）；每默數一字，將拳一緊，緊後即鬆，一緊一鬆為一次，默數49次。

第5式：兩臂緩緩向上舉，拳心相對，兩臂稍屈；兩臂不可緊靠頭部，上舉時兩腳跟提起；每默數一字，將拳一緊，兩腳跟一起一落為一次，默數49次。

第6式：兩臂左右平舉，屈肘，兩拳對兩耳（距離1寸），虎口對兩肩；每默數一字，將拳一緊，緊後即鬆，一緊一鬆為1次，默數49次。

第7式：兩臂左右側平舉，高與肩平，虎口向上，兩肩略向後仰，胸部略向前，兩臂上舉同時腳趾離地，腳掌著地；每默數一字，將拳一緊，緊後即鬆，一緊一鬆為1次，默數49次。

第8式：兩臂向前平舉，高與肩平，兩肘不屈，兩拳距離5～6

寸，虎口向上；每默數一字，將拳一緊，緊後即鬆，一緊一鬆為1次，默數49次。

　　第9式：兩臂左右分開，屈肘至胸部，翻兩拳向外至鼻前，兩拳距離約2寸，拳心向外；每默數一字，將拳一緊，緊後即鬆，一緊一鬆為1次，默數49次。

　　第10式：兩上臂左右平舉，兩前臂向上直豎，虎口對兩耳；每默數一字，將拳一緊，緊後即鬆，一緊一鬆為1次，默數49次。

　　第11式：兩臂落下，兩掌翻轉至臍下兩旁，兩拇指離臍1～2公分；每默數一字，將拳一緊，緊後即鬆，一緊一鬆為1次，默數49次。

　　第12式：兩手鬆開，兩臂下垂，然後兩臂前平舉，手心向上，腳跟同時提起，腳跟落下時，兩手還原，重複3次。

　　本法注重動靜結合，除在練功方式上強調動功與靜功密切結合，另外強調在練功時要「動中靜」，即保持精神寧靜的狀態，全神貫注，呼吸自然，練靜功時要「靜中動」，即在形體安靜的姿勢狀態下，保持氣息運動的和諧。只有動靜結合，意、氣、體三者互相配合，才能煉精化氣，內養臟腑氣血，外壯筋骨皮肉。

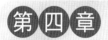

養一身錚錚鐵骨，
疑難雜症不治自癒

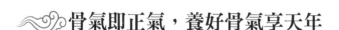

骨氣即正氣，養好骨氣享天年

　　骨頭是一個人成長、生存的基礎，一個人要想健康長壽，首先就要養護骨骼。事實上，骨骼對一個人健康長壽的重要意義，絕不亞於身體上任何器官。骨骼系統包括200多塊骨頭和300多個連接骨頭的關節，這個強大的系統，像身著盔甲的戰士一樣，保護著我們的體內器官，不僅使我們的身體可以儲存礦物質，還幫助我們的身體進行造血。一旦骨頭出了問題，不僅會將其他器官暴露出來，造成損害，還會影響人體的造血功能，導致人體氣血不足，陰陽失衡，甚至危及生命。

　　說到養骨，我們不得不談一談「骨氣」。在一般人看來，「骨氣」就是我們常說的「正氣」，指一種剛強不屈的人格。我們說一個人有骨氣，骨頭硬，就是指這個人不屈服，敢於站出來維護自己的主張。但是，你有沒有想過，為什麼有些人有骨氣，有的人則沒有？為什麼古人把這種行為稱為「骨氣」，而不是別的什麼？骨氣和人的健康長壽究竟有沒有關係？下面，我就來為大家解答這些問題。

在中醫理論中，「氣」是構成人體，維持延續各種生命活動的基本物質，它來源於攝入的食物養分以及吸入的清氣，其作用是維持身體各種生理功能。所以，血有血氣，腎有腎氣，那麼骨自然就有骨氣。正是由於骨氣的存在，才促使骨骼完成生血與防護的功能，人死後，雖然骨骼還在，但骨氣已經沒了。同樣的道理，許多老年人正是因為骨氣減弱了，才會很容易受傷。因此，我們也可以說，養骨實際上是在養骨氣。我們在電視劇中，經常看到有些武林高手，雖然年紀已經很大，依然身體硬朗、聲如洪鐘，這就說明他們的骨氣保養得很好。

由此可知，養骨對一個人的長壽至關重要，這裡要提醒大家「久立傷骨」。一個姿勢站久了，要找機會活動活動，或者找個地方坐下來休息一會，尤其是長期從事站立工作的人，如作業員、售貨員、理髮師等，更要注意身體調節，否則每天長時間站立，下班後筋疲力盡、腰酸腿痛，容易發生駝背、腰肌勞損、下肢靜脈曲張等問題。這裡給大家一些建議：

首先，儘可能調節工作時間，或與其他體位的工作穿插進行，比如站立2小時，其他體位工作2小時，也可以工作2小時後休息幾分鐘。不能離開站立工作崗位時，可用左右兩隻腳輪換承受身體重心的辦法進行休息，或者每隔半小時至1小時，活動一下頸、背、腰等部位，至少要讓這些部位的肌肉做繃緊—放鬆—繃緊的動作，每次幾分鐘。

其次，女性長期站立工作應穿矮跟或中跟鞋，以便使全腳掌平均受力，減輕疲勞。平跟鞋腳掌用不上勁，高跟鞋腿部用力過大，都會引起疲勞不適。

最後，長期站立工作時應做肢體伸展，方法如下：原地踏步3分

鐘，提起雙足跟，放下，再提起，或者左右足跟輪流提起，放下，每次3分鐘。提起腳尖，讓腳跟著地，雙腳輪流進行，每次3分鐘。輪流屈伸膝關節，也可同時屈膝下蹲，雙上臂向前抬平，然後復原，每次3分鐘左右。

補腎即壯骨，補出健康的身子骨

「腎主骨生髓」，這一理念中醫很早就提出來了。《黃帝內經》就明確指出，骨骼有支持人體的作用，是人身的支架，骨之所以有這樣的作用，主要依賴於骨髓的營養，而骨髓則由腎精所化生。也就是說，腎藏精，精生髓，髓藏於骨腔之中，髓養骨，促其生長發育。因此，腎、精、髓、骨組成一個系統，有其內在聯繫。腎精充足，髓化生有源，骨質得養，則發育旺盛，骨質緻密，堅固有力；反之，如腎精虧虛，骨髓化生無源，骨骼失其滋養。在小兒，就會骨骼發育不良或生長遲緩，骨軟無力，囟門遲閉等；在成人，則可見腰膝酸軟，步履蹣跚，甚則不能行動；在老年，則骨質脆弱，易骨折等。

腎主骨這一理論，現代醫學通過實驗研究也進一步得到證實。例如研究發現，某些補腎藥物能增加骨的堅韌度，對於某些骨折病人，採用補腎的藥治療，多能加速骨質癒合。近年來，根據腎主骨的理論，從治腎入手，治療多種骨的病變，都取得滿意療效；以牙齒為例，「齒為骨之餘」，牙齒是骨的一部分，所以也依賴腎中精氣充養。腎精充足，則牙齒堅固、齊全；若精髓不足，則牙齒鬆動，甚或脫落。對於牙齒鬆動等病症，在臨床上採用補腎的方法治療，多能獲效。

由此可見，壯骨的根源在於養腎，所以說健康的骨骼實際上是補出來的。下面給大家介紹幾種常見又易做的壯骨食療方，以供參考：

桑葚牛骨湯

　　材料：桑葚25克，牛骨500克，黃酒、白糖、生薑、蔥各適量。

　　做法：將桑葚洗淨，加黃酒、白糖少許蒸製；另將牛骨置鍋中，加水煮開後去浮沫，加入薑、蔥再煮。見牛骨發白時，加入已蒸製的桑葚。開鍋後去浮沫，調味後即可飲用。

　　功效：滋陰補血，益腎強筋。適用於骨質疏鬆症、更年期綜合症，對肝腎陰虧引起的失眠、頭暈、耳聾、神經衰弱等也有療效。

烏豆豬骨湯

　　材料：烏豆30克，豬排骨300克。

　　做法：將烏豆洗淨、泡軟，與豬骨同置鍋中，加水煮沸，改小火慢熬至烏豆爛熟，調味後飲用。

　　功效：補腎活血，祛風利濕。適用於老年性骨質疏鬆、風濕痹痛等。

鯉魚湯

　　材料：500～750克活鯉魚1條，蔥末、薑末、黃酒、精鹽各適量。

　　做法：將鯉魚去鱗、鰓及內臟，加入蔥末、薑末、黃酒、精鹽，稍醃片刻；加水煮至湯白魚爛即可，分次飲用。

　　功效：補腎活血，祛風利濕。適用於老年骨質疏鬆、腎炎水腫、

黃疸性肝炎、肝硬化腹水、老年慢性支氣管炎、哮喘、糖尿病等。

芝麻核桃仁

材料：黑芝麻、核桃仁各250克，白砂糖50克。

做法：將黑芝麻揀去雜質，曬乾炒熟，與核桃仁同研為細末，加入白糖，拌勻後瓶裝備用。一日2次，每次25克，溫開水調服。

功效：滋補腎陰，抗骨質疏鬆。

決定生命健康與否的關鍵——頸椎

隨著現代化辦公時代到來，頸椎病也越來越「流行」，有不少上班族都患了頸椎病，給自己帶來極大的痛苦和不便。其實，在平常很少有人意識到連接大腦和身體的那幾塊骨頭的重要性，只有當它們出現問題之後，才明白原來我們的生命就繫在這幾塊小小的骨頭之上。

頸椎位於頭部、胸部與上肢之間，由七塊骨頭組成，是脊柱椎骨中體積最小，但靈活性最大、活動頻率最高、負重較大的節段，極易發生退變。它在我們健康時，能夠為大腦輸送養分，給心、肝、脾、肺、腎等全身器官和肌肉傳遞大腦指令，一旦發生病變，則會像一顆炸彈一樣，給我們帶來致命一擊。

頸椎病是引起血壓不穩、心腦血管病及慢性五官科疾病的重要原因，它會引起頭痛、眩暈、耳鳴、視物模糊、記憶力差、反應遲鈍、手麻、肩頸酸疼、握物不穩、走路打飄、心慌、胸悶、氣短、呃逆、心率失常、慢性胃痛、胃腸功能紊亂等，相關病症多達40餘種，占各類慢性病的八成以上，因為頸椎不健康所帶來的嚴重後果複雜多樣，

幾乎可說從頭到腳每個角落出現的問題，很可能根源都在頸椎。

　　那麼，患了頸椎病該怎麼辦呢？我認為最簡單也最有效的方法就是按摩。一般來說，按揉督脈上的風府和手大腸經的手三里，對於頸椎病的治療很有幫助。

　　風府這個穴位很容易找，順著脖子後正中線上的頸椎向上摸，到頭骨時有一個凹陷，這就是風府。用拇指的指腹頂住穴位，向上用力按200下，然後開始轉頭，正反方向分別轉5圈。

　　手三里在曲池的下兩寸，食指、中指、無名指併起來的寬度。曲池的位置也很好找：把胳膊屈曲90度，掌心向下，肘尖和肘關節內側橫紋的中點。按揉手三里時要用另一隻手的大拇指指腹從裡向外撥，有酸脹或脹疼感為度。這對頸椎病造成的手指麻效果很好。

　　還有一個更簡單的方法——俯臥，然後讓家人來幫忙。方法是：家人在後，一手掌全部貼放在頸椎患部，用另一手拇指點按患者尾骨尖。

　　另外，以下再為大家介紹兩種頸椎病的運動療法：

練鳥功

　　所謂鳥功，就是模擬鳥展翅飛翔的動作而來，每次反復做10遍，每天1～2次，這對治療頸椎病很有好處。

　　起式：身心放鬆，雙臂自然放於身體兩側，雙腳併攏，呈立正姿勢。按個人習慣向前邁出左（右）腳，前腳跟距離後腳尖大約半腳遠，兩腳間距離一個半腳掌寬，以保持身體穩定。

　　展翅：雙臂緩慢前舉，上舉至與肩同高同寬時向後向外展開，同時頭向前緩慢伸至可承受的最大限度，略停留2～3秒。可以想像自己是一隻悠然飛翔於藍天碧海間的海鷗，呼吸著清新的空氣，感受著溫

暖的陽光。

收式：雙臂按原線返回，頭緩慢恢復至原位。

學蛙泳

蛙泳在換氣時頸部從平行於水面向後向上仰起，頭部露出水面呼吸。這樣每換氣一次頸部都需向後向上仰起，起到了反向治療的作用。每星期游1～2次，每次30分鐘。

當然，除了按摩與運動之外，生活習慣對於頸椎病的防治也有不容忽視的作用。不管有沒有頸椎病，平時都要注意以下兩點：

1.睡覺時枕頭要高低適當：使用枕頭的目的是睡覺時讓脖子上的肌肉放鬆，所以正確的枕法是墊在脖子下面，而不是把脖子空出來。枕頭的高度一般10公分就行了，身體比較胖的人可適當高一些。

2.頸部不能受涼：包括食物的寒涼和外來的風寒，因為一受涼肌肉就會發緊，而且風邪會向裡傳，頸部的平衡就會變得很脆弱，稍不注意就會得病，一定要注意。

最後要強調的是，有些人覺得自己的脖子可以扳響，所以沒事就喜歡來回扳幾下，聽著響聲好像很舒服似的。其實這是不對的，經常這樣做會造成頸椎關節鬆弛，頸椎邊上的韌帶也會變鬆弛。

防治老年人的常見病——骨質疏鬆

我們經常會看到一些老年人彎腰駝背，個子越來越矮；有的人經常感覺骨頭裡面疼痛難忍；還有些人輕輕滑倒就可能導致骨折，甚至用力咳嗽也可能咳斷幾根肋骨……這些都是骨質疏鬆引起的。

為什麼人老之後骨質會疏鬆？《黃帝內經》中說，五臟之中，腎

主藏精，主骨生髓。腎精可以生化成骨髓，而骨髓是濡養我們骨骼重要的物質基礎，人過了五六十歲，腎氣開始減弱，腎精不足，骨頭中的骨髓就相對減弱，進入一種空虛的狀態；骨髓空虛了，周圍的骨質就得不到足夠的養分，就退化了，疏鬆了。

如果我們從少年開始，特別是在進入骨骼發育並逐漸定型的成人階段，每天有足夠的運動，並至少飲用1200克的牛奶或食用富含鈣質的乳製品，那麼當我們步入老年後，骨質疏鬆大多是能夠預防的。當然，若已經出現骨質疏鬆也並非不能挽救，從以下幾個方面進行調理，骨質疏鬆症是完全可以緩解乃至根治的。

1.**多喝骨頭湯，注重養腎**：平時多喝點骨頭湯，最好是牛骨湯，因牛骨中含大量的類黏朊。熬湯時，要把骨頭砸碎，以一份骨頭五份水的比例用文火煮，大約煮1～2小時，使骨中的類黏朊和骨膠原的髓液溶解在湯中。另外，還可以多吃一些堅果，像核桃仁、花生仁、腰果，這些果子都是果實，是植物為了延續後代，便把所有精華都集中到那兒了，有很強的補腎作用。「腎主骨生髓，腦為髓之海」，腎精充盈了，骨髓、腦子就得到補充了。

2.**多運動，以走路為主**：隨著年齡增長，運動減少也是老年人易患骨質疏鬆症的重要原因。肌肉對骨組織是一種機械應力的影響，肌肉發達則骨骼粗壯，因此，在青壯年期應儘量參加多種體育活動，到了老年，最好的運動就是每天走路，走到什麼程度呢？走到身上微微有汗，氣血開始運動起來就行了，這時內在的廢棄物已經排出，這就達到目的了，不要大汗淋漓。

3.**補鈣要科學**：骨量的維持在很大程度上與營養及合理攝入的礦物鹽密不可分，養成合理飲食的良好習慣，多吃含鈣食物，對骨骼的

發育和骨峰值十分重要。對於飲食鈣低者，可適量補充鈣片。

　　骨質疏鬆不是單獨使用任何一種藥物或方法就能達到明顯療效的，它需要根據患者具體情況綜合用藥，並結合運動，防止跌傷，更重要的是預防其發生，才能達到防治骨質疏鬆的目的。

控制體重，防止骨骼失衡

　　對於骨骼來說，地心引力的確是一個重要的殺手，它無時無刻不在影響著骨骼的平衡。骨骼作為整個身體的支架，一旦失去平衡，那麼整個身體的健康也就失去了平衡，尤其是脊椎骨，由於全身神經都從脊椎骨中央穿行而過，脊椎如果彎了，就會壓迫到大動脈與神經，如果動脈與神經不通暢，各種疾病就會找上門來，從而縮短人的壽命。

　　一般來說，骨骼在地心引力的作用下失衡，原因除了自身的重量外，主要還是由於肌膚下垂造成的。所謂「骨肉相連」，正是由於肌體重量對骨骼的拉扯，才導致骨骼失衡。因此，我們在養骨的過程中，一定要注意自己的體重，不要使其過重。除此之外，還可以從以下幾點做起：

　　1.控制體重：坐姿不良是許多人骨骼不平衡的根本原因，如果我們必須長時間坐著，最好選擇有靠背的椅子坐，並且注意椅背向後的角度不可大於115度，臀部和椅背必須緊靠。如果椅子是比較深的「老闆椅」，則務必在腰部和椅背之間放置一個腰墊，不能斜躺或者使後背懸空。

　　另外，站立時須兩腳平行，為了避免骨盆傾斜，造成長短腿，最

好不要養成「稍息」的站立習慣；但是長時間站立引起腿腳酸痛時，可以暫時稍息緩解疲勞，只是務必注意輪換雙腿支撐。走路時盡可能輕鬆自然地擺動雙臂，抬頭挺胸，避免挺著肚子走路，因為這樣容易造成腰椎前突，使腰椎神經受到壓迫。

2.睡覺時也要養骨：睡覺時為了保持頸椎的正常曲度，最好能夠將枕頭換成符合頸椎曲度的健康枕頭，避免睡過高、過低、過軟、過硬的枕頭；睡眠姿勢以仰睡為主，側睡則要注意避免長時間單側睡，要常常變換側躺的方向；趴著睡覺是最不可取的姿勢，因為它很可能導致嚴重的頸椎神經壓迫。而睡覺時為了維護身體正常的生理曲度，還可以在膝蓋和腰椎下面墊上高度合適的墊子，這是緩解骨骼壓力，讓全身得到徹底放鬆的一個小秘訣。

3.選擇適當的運動：雖然運動有益身心健康，但是從身體平衡的角度來說，一些運動是不夠好的，如打羽毛球、網球等，只利用到單側力量的運動，如果長期只進行這些運動，容易導致骨骼偏歪；相比之下，游泳則是一項非常安全且平衡的運動。另外，對於一些骨骼已經出現不正常偏斜的人，要更加慎重地選擇適合自己的運動，如骨盆前傾、腰椎過分前突的人，最好不要做一些過分伸展腰椎的動作；而骨盆後傾、腰椎曲度變小的人，則要少做彎腰俯背的動作。

4.儘量讓肌肉處於放鬆狀態：全身的骨骼都由肌肉所包裹，肌肉僵硬不但會引起疼痛，還會造成對骨骼的不平衡拉扯，導致骨骼歪斜。要想骨骼得到滋養，第一件事就是放鬆肌肉，給骨骼鬆綁，而放鬆肌肉最有效的方式就是按摩，按摩不但使肌肉能夠得到很好的放鬆，還能夠將更多新鮮能量帶到深層的骨骼裡。

養骨最核心的方法就是按摩

把骨頭養好了，不僅可以有效保護柔軟的臟器不受外界損害，更主要的是能夠迅速造血生血，保持人體的元氣。在眾多的養骨方法中，我認為養骨最核心的方法就是按摩。一方面，按摩能夠促進骨骼吸收更多新鮮的血液、養分；另一方面，按摩還能夠放鬆肌肉，緩解因為僵硬肌肉的牽拉而導致骨骼失衡，最重要的是，與其他的養骨方法相比，按摩無疑是最安全、最不易產生副作用的。

事實上，相對於五臟六腑、奇經八脈，骨的結構是非常簡單的，即使你對身體裡的構造一無所知，對經絡、穴位也是一頭霧水，都沒關係，只要沿著骨骼生長的方向按摩，緊張的肌肉就會慢慢放鬆，不受束縛的骨骼就能得到更好的滋養。

通常，你只需要用比撫摸稍微大一些的力量，就可以透過皮膚和肌肉按摩到骨骼。在進行按摩之前，首先要進行查骨。骨是全身的支架，骨頭是否「四平八穩」、是否平均分配了全身的重力，正是它是否存在問題的最明顯表現，所以查骨就要從檢查它的外觀是否平衡開始。

每天清晨照鏡子時，你用1分鐘的時間，靜下心來仔細端詳自己：左右眉毛是否一樣高、頭是不是習慣倒向一邊、左右肩膀是否一樣高……通過這些最簡單的觀察，你就能發現自己骨架的問題所在。在接下來的生活中，你必須時刻提醒自己，要坐得直、站得正，只要有時間就要有意識地對有問題的部位進行按摩。這樣一段時間後，你就會看到一個全新的自己。

另外，對於脊椎檢查，個人做不了，需要家人幫忙。一般來說，

脊椎健康，最根本的指標就是是否保持了正常的生理曲度。如果你在檢查時希望再仔細一些，那麼就趴在床上檢查，方法如下：

　　1.被檢查者最好穿一件薄衣，檢查者站在被檢查者的一側。

　　2.檢查者伸出一隻手的食指和中指，靠近被檢查者頭部的一手橫向按住脊椎的上段；另一手與脊椎方向豎直平行，食指和中指分別放在中心線的兩旁，順著脊椎用大約兩分的力量往下滑動。

　　3.看脊椎是否正直，一方面通過手直接的觸感，另一方面通過觀察衣服上留下的滑動軌跡即可觀察。在狀況不太好的地方，可以稍加用力以按摩緩解。

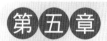

養腎，養護人的命根子

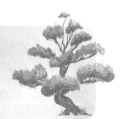

生長壯老都與腎氣的強弱有關

中醫認為，陰陽平衡是健康的基礎，陰陽平衡則健康，反之則生病。人要達到健康的狀態，就必須讓身體和心理的各個層面保持平衡，但是，真正決定人體陰陽平衡的是人體的先天之本——腎。

腎氣盛則壽延，腎氣衰則壽夭。《黃帝內經》指出，衰老因於腎虛。且人的生、長、壯、老、死與腎氣的盛衰都有密切關係，可以說，人體的虛弱與衰老，主要在於腎氣的強弱。那麼，腎氣又是從哪裡來的呢？

在中醫理論中，腎藏先天之精，為人體的生命之源，腎精化腎氣，腎氣又分陰陽，腎陰與腎陽能促進和協調全身臟腑的陰陽平衡，所以腎又稱為「五臟陰陽之本」。人體的生長、強盛、衰老都是由腎中精氣來決定的。

現代行為科學和現代醫學的研究也證明：人體隨著腎動力的成熟而發育成熟，隨著腎動力的減退而步入衰老。人的一生中，體力、精力最旺盛的時期也是腎動力的充沛時期。所以說，腎動力強則體力壯、精力旺，二者密切相關。這裡的腎動力，實際上就是中醫理論中

所講的腎氣。

現代醫學研究認為，腎動力由腎力活性因數構成，決定著人的體力、精力及整體健康狀況。也就是說，人體中腎力活性因數含量充足，人的腎動力就充足，身體就健康，看上去比實際年齡小，雙目有神，精力充沛，身體健康；相反，人體中腎力活性因數含量不足，人的腎動力就會不足，精力就差，會有「陰陽失調」現象，出現尿頻尿急、腰酸膝軟、神疲體倦、記憶力下降、脫髮早衰等現象。

現代醫學還指出，腎力活性因數分為兩類：一是人體通過自我生理過程產生腎力活性因數；二是從外界攝入從而增強腎動力的化學因數。未成年人處在腎動力自我完善階段或腎動力充足階段，能夠通過自我生理過程產生的腎動力滿足生理和生長需求，不必額外補充腎力活性因數。而成年人由於生理、年齡等原因，腎動力大大衰弱，同時，神經、內分泌、泌尿及生殖系統的機能也隨之開始減退，加之現代生活節奏快，競爭激烈，以及勞累過度和精神壓力增大，體力、精力消耗過多，免疫力下降，必然腎虧，進而導致陰陽失調，於是衰老便開始出現。

那麼，如何預防和避免這種情況發生呢？及時科學地從外界攝取相應的、能迅速持久產生腎動力的物質，即腎力活性因數，提高人體腎動力，以維持人體陰陽平衡，長久保持旺盛的精力、體力及免疫力，就可以抗擊衰老，延年益壽。

養好腎就能抗衰老

腎氣在推動人體生、長、壯、老、死中有著重要作用。腎氣不

足，五臟六腑功能減退，就會出現諸如性功能減退、精神疲憊、腰膝酸痛、鬚髮早白、齒搖脫落等衰老現象。

多年前，我從一位中醫朋友那裡，認識了一種叫做「膃肭臍」的藥物，也就是海狗鞭。海狗鞭在很早便是一種重要的補腎良品。據《海藥本草》、《開寶本草》、《本草綱目》等書籍中記載，歷代皇親國戚把海狗鞭奉為「補品中之極品」，大藥店把它作為「鎮店之寶」。

為什麼海狗鞭會有如此神奇的補腎效果呢？看看海狗的生活習性就知道了。海狗多以捕食鱈魚和鮭魚為生，白天在近海遊弋獵食，夜晚上岸休息，除繁殖期外，無固定棲息場所，捕獵一次需走1000公里的路程。每年的春末夏初，海狗進入繁殖季節，一般，一頭雄海狗要和15～60頭雌海狗交配。在長達70天的時間裡，雄海狗不吃不喝，每天要和雌海狗交配30次，每次持續15分鐘。如此強勁的生命活力，也難怪海狗鞭的補腎效果這樣神奇。

那麼，海狗鞭作為一種補腎佳品，又與抗衰老有什麼關係呢？中醫認為，人體在生、長、壯、老的生命過程中，必將不斷消耗能量而傷及腎氣，進入老年階段而出現身體自衰。《素問 陰陽應象大論》說：「年過四十，而陰氣自半也，起居衰矣，年六十，陰萎，氣大衰。」由此可知，腎氣的虛衰是人體衰老的根本動力，故而補腎也就成了一種延緩衰老的重要途徑。

人體腎氣不足的八種表現

在中醫理論中，「腎氣」是腎精生化之氣，反映了腎臟的功能活

動。中醫認為，腎氣的盛衰與人體的生長發育及衰老有著密切關係，《黃帝內經》中就曾用腎氣來闡釋人體由生長發育而轉向衰老死亡的過程。《素問 上古天真論》指出，女子到了7歲左右，男子到了8歲左右，因腎氣旺盛，促進了身體各部的發育成長。女子到了49歲左右，男子到了64歲左右，因腎氣的衰微，而出現衰老現象。

由此可見，腎氣決定了人的生老病死。一個人要想健康、長壽，必須懂得補充腎氣。不過，補腎氣也要講方法，只有在腎氣不足時補充才最有用，否則容易引出腎火，對健康也極為不利。腎氣不足主要表現在以下八個方面，如果你符合其中一個現象，就表示你的腎氣不足了，需要補一補。

1.愛吃味道濃的東西：很多人沒有辣椒就吃不下飯，這在中醫上怎麼解釋呢？這主要是人的脾胃功能越來越弱，對味道的感覺越來越弱，要用味道厚重的東西使自己調元氣來幫助運化，此時說明腎氣已經不足。

2.老年人小便時頭部打激靈：小孩和老人小便時有一個共同現象，就是有時頭部會打一個激靈，但老人和小孩的打激靈是不一樣的。小孩是腎氣不足以用，腎氣、腎精還沒有完全調出來，所以小便時氣一往下走，下邊一用力上邊就有點空，就會激靈一下；而老人是腎氣不足了，氣血虛，所以以下邊一使勁上邊就空了。所以，老年人小便時一定要咬住後槽牙，以收斂住自己的腎氣，不讓它外泄。

3.每天17～19點發低燒：有些人認為發高燒不好，實際上發高燒反而是氣血充足的表現，小孩子動不動可以達到很高的熱度，因為小孩的氣血特別足。成年之後，發高燒的可能性就不大了，甚至經常出現低燒的狀況，特別在下午17～19點時很容易發低燒，這實際上是氣

血水平很低的表現，表示腎氣已經大傷了。

4.**成年人胸無大志，容易滿足現狀**：有些人剛剛三四十歲就沒有什麼遠大的志向，只想多賺錢維持生計，比別人過得好一點就可以了，這實際上是腎精不足的表現。小孩腎精充足，所以他們的志氣就特別高遠，而人到老年，很多人會說，活著就行，什麼也不求了，這其實就表示他的腎氣不足了。

5.**坐著時總是不自覺抖腿**：有些人坐著時總是不自覺地抖腿，你也許會認為這是沒有修養的表現，但其實這說明這個人的腎精不足了。

6.**年紀輕輕頭髮就白了好多**：我們常發現好多年輕人已經有了白頭髮，這是怎麼回事呢？中醫認為，髮為腎之華。頭髮是腎的外現，是腎的花朵。而頭髮的根在腎，如果你的頭髮花白了，就說明你的腎精不足，要補腎氣了。

7.**春天手腳冰涼**：很多人到了春季手腳還是冰涼的，這主要是由於人體在冬天精氣養得不足造成的。我們知道，如果冬天腎精藏得不夠的話，那麼供給身體生發的力量就少了，精氣到不了四肢，就會出現四肢冰冷的症狀，這時就需要補腎了。

8.**睡覺時總出汗**：睡覺愛出汗在醫學上稱為「盜汗」。中醫認為，汗為心液，盜汗多由於氣陰兩虛，不能收斂固攝汗液引起，若盜汗日久不癒，則更加耗傷氣陰而危害身體健康。

以上所說的這些現象，均為腎氣不足的表現，都是在警告我們要對身體狀態做出改變了，否則情況就會進一步惡化，疾病也就會乘「虛」而入。

植物的種子最能補腎壯陽

　　我有個中醫朋友，對於腎氣不足的患者，經常推薦一帖名為「五子衍宗丸」的古方。該方最早收錄於《攝生眾妙方》，由枸杞子、菟絲子、五味子、覆盆子、車前子五種植物的種子組成，現在一般的藥店都能買到中成藥。這種藥最早用於治療男性腎虛精少、陽痿早洩、遺精、精冷，後來擴展到治尿頻、遺尿、夜尿多、流口水，乃至婦女白帶多，並且對於某些因腎虛引起的不孕不育也非常有效。究其治病原理，其實就是補充腎氣，增強人體內的「火力」。

　　為什麼植物的種子具有壯陽補腎的功效？據有關專家分析，對於植物來說，種子是為一個即將萌發的生命貯備能量，是植物中能量最集中的一部分，因此用種子藥物治療腎氣不足的確是有道理的。可以說，植物種子能壯陽這一理念的確立，對現代人健康長壽具有重大意義，尤其是對一些素食主義者，就可以多吃種子類的各種乾果，比如瓜子、榛子、核桃等，來補充腎氣，激發生命的活力。

　　此外，植物種子能壯陽的理念對於腦力工作者也具有重要意義。在中醫理論中，腦與腎是相通的，故有「補腎就是補腦」的說法。並且，大腦工作時消耗的能量非常大，直接消耗腎裡的元氣，從而極易引起腎氣不足。這時，每天在早餐中加點堅果，或者每天吃一兩個核桃、六七個杏仁，就可以收到極佳的補腎效果，進而改善腦功能乃至延緩衰老。

　　另外，韭菜子的壯陽功效也不容忽視。國醫大師顏正華教授認為，韭菜子味辛、甘，性溫，歸肝、腎經，能夠補益肝腎，壯陽固精，適用於肝腎不足、腎陽虛衰、腎氣不固引起的陽痿遺精、腰膝冷

痛、小便頻數、遺尿、白帶過多等症。

韭菜子可以單獨服用，也可以研末蜜丸服，每次5～10克為宜，但要注意，陰虛火旺者忌服。另外，再向大家推薦一種以韭菜子為主的藥膳──韭菜粥。

韭菜粥

材料：韭菜子10克，粳米50克，鹽少許。

做法：將韭菜子用文火燒熟，與粳米、細鹽少許，同放沙鍋內加水500毫升，米開粥熟即可。

用法：每日溫服2次。

功效：此方有補腎壯陽，固精止遺，健脾暖胃功效。

把握冬天這個養腎的大好時機

朋友告訴我：「中醫認為，陽氣是維持生命的根本動力，而陽氣發源在腎，所以一個人身體健康與否，與腎機能的強弱有著直接關係。冬天天寒地凍，人體需要足夠的能量和熱量以禦寒，倘若腎功能虛弱，自然會出現陽氣不足的現象。隆冬季節，一些人容易出現手足冰涼、畏寒喜暖的現象，嚴重者甚至出現頭暈、噁心、氣短、腰膝酸軟、乏力等症狀，這是由於人體內新陳代謝速度較慢，能量和熱量供應不足造成的，也就是中醫所說的『陽氣不足』，所以冬季養腎尤為重要。」

「另外，根據中醫五行學說，同樣可以得出『冬季養腎』的結論。中醫認為，人體存在五臟，即肝、心、脾、肺、腎，它們分別對

應的五行是木、火、土、金、水，而與五行相對應的五季是春、夏、長夏、秋、冬。不同季節所需重點保養的臟器也有所不同，即春養肝，夏養心，長夏養脾，秋養肺，而冬季就應當以保養腎臟為主。」

朋友的一席話讓我受益匪淺，於是我又趁熱打鐵，向他請教冬季養腎的方法。他當時給我講了很多，這裡借花獻佛，擇其要轉送給大家：

1.**對症調補**：腎虛有陰陽之分。腎陰虛者，可選用海參、枸杞、甲魚、銀耳等進行滋補；腎陽虛者，應選擇羊肉、鹿茸、補骨脂、肉蓯蓉、肉桂、益智仁等補之。另外，冬季養腎應多吃黑色食物，少吃刺激性食品及甜食。中醫認為，黑色食物能入腎強腎，冬季可擇食黑米、黑豆、黑芝麻、黑木耳、黑棗、蘑菇、海帶、紫菜等食物。

2.**按摩養腎法**：按摩是冬季養腎的有效方法。常採取兩種方法：一是搓擦腰眼，兩手搓熱後緊按腰部，用力搓30次，「腰為腎之府」，搓擦腰眼可疏通筋脈，增強腎臟功能；二是揉按丹田，兩手搓熱，在腹部丹田按摩30～50次，常用此法，可增強人體的免疫功能，有強腎固本、延年益壽的作用。

3.**叩齒吞津翕周養腎法**：本法包含兩點：第一，每日早晨起床後叩齒100次，然後舌舐上顎及舌下、齒齦，含津液滿口之後再嚥下，意送至丹田，此為叩齒吞津；第二，收縮肛門，吸氣時將肛門收緊，呼氣時放鬆，一收一鬆為一次，連續做50次，此即翕周，本法有滋陰降火、固齒益精、補腎壯腰的作用，冬季常做能防治性功能衰退。

4.**早睡晚起，避寒保暖**：冬季養腎，首先要遵守「早睡晚起，避寒保暖」的冬季起居養生法則。《黃帝內經》稱：「冬三月……早臥晚起，必待日光。」意思是在冬季應該早睡晚起，等太陽出來以後再

活動。

5.**冷面、溫齒、熱足**：冬季是一年中最寒冷的季節，所以在日常生活中做好養生保健對於養腎十分有益，如冷面、溫齒、熱足就是較好的養生保健方法。所謂「冷面」，就是用20℃左右的涼水直接洗臉；所謂「溫齒」，是指用35℃左右的溫水刷牙和漱口；所謂「熱足」，即每晚在臨睡前用45℃～50℃的熱水泡腳。

治癒白血病的關鍵在於把腎養好

白血病又稱「血癌」，是一種造血組織的惡性疾病，現代醫學採骨髓移植來恢復人體的造血功能，而中醫則認為，腎主骨生髓，治癒白血病的關鍵就是把腎養好。

很多人談到白血病，就像談到癌症、心臟病、愛滋病一樣，聞之色變。根據西醫「頭痛醫頭，腳病醫腳」的理念，既然白血病為骨髓造血功能失常所引起，移植新的骨髓進去不就沒事了嗎？事實上，這種方法治標不治本，其治療結果也沒有預期的那樣好。事實上，白血病並沒有什麼可怕的，只要通過調理把腎養好，可能不用移植骨髓就能治癒。原理如下：

中醫認為，腎主要有三大功能：一是藏精，二是納氣，三是主骨生髓；也就是說，腎主管骨頭的生長，生的是髓。根據《黃帝內經》所示，髓可以分為腦髓、骨髓、脊髓，其中骨髓是用來造血的，骨髓不足則屬於腎精不足、腎氣不足，所以對白血病人來說，養腎才是最重要的。

補腎首先要固攝元氣，每天吃好、睡好，心情愉快，也是一種保

護。具體說來，補腎可以從以下四個方面著手：

　　1.調暢情志：「恐則傷腎」，只要精神愉快，心情舒暢，則腎氣不傷。腎氣健旺，五臟六腑得以溫煦，功能活動正常，身體才能健康。

　　2.愛護脾胃：養腎一定要重視對脾胃的調養，平時應當對食物合理調配，烹調有方，飲食有節，食宜清淡，葷素搭配，忌食穢物，食後調養。只要脾胃不衰，化源有繼，腎精得充，精化腎氣，自然健康長壽。

　　3.節勞養血：養腎之道，還要節勞，勞逸適度，才是保精之法。縱欲耗精，人人皆知，但精成於血，日常疲勞過度，照樣損血傷精。如果用腦過度，天長日久，思慮必耗血；如果用眼過度，久視而耗血；如果用耳過度，則久聽而耗血。所以，勞逸適度，保精又養血。

　　4.起居有常：古人曾提出「春夏養陽，秋冬養陰」的護腎法則，陽者腎氣也，陰者腎精也。所以在春季，應該是「夜臥早起，廣庭于步」，以暢養陽氣；在夏季應該是「夜臥早起，無厭於日」，以溫養陽氣；在秋季，應該是「早臥早起，與雞俱興」，以收斂陰氣；在冬季，應該是「早臥晚起，必待正光」，以護養陰氣。若能做到起居有常，自然精氣盛、腎氣旺，對於白血病的治療大有幫助。

　　除此之外，還須服用一些補腎的食品，以增強腎主骨生髓的功能，讓人體自己製造出新的、健康的骨髓。

簡單實用的護腎小妙方

　　保護腎氣需注意運動要適度，適度的運動能改善體質，活躍思

維，強壯筋骨，促進營養物質的消化吸收，從而使腎氣得到鞏固。那麼，腎虛患者該做哪些運動？我認為可以從以下幾種方法做起：

1.**縮肛功**：平臥或直立，全身放鬆，自然呼吸。呼氣時，做排便時的縮肛動作，吸氣時放鬆，反復進行30次左右，早晚均可進行。本法能提高盆腔周圍的血液循環，促進性器官康復，對防治腎氣不足引起的男性陽痿早洩、女性性欲低下有良好功效。

2.**強腎操**：兩足平行，足距同肩寬，目視前方；兩臂自然下垂，兩掌貼於褲縫，手指自然張開；腳跟提起，連續呼吸9次不落地；再吸氣，慢慢屈膝下蹲，兩手背逐漸轉前，虎口對腳踝；手接近地面時，稍用力抓成拳（有抓物之意），吸足氣；憋氣，身體逐漸起立，兩手下垂，逐漸握緊；呼氣，身體立正，兩臂外撐，拳心向前，兩肘從兩側擠壓軟肋，同時身體和腳跟部用力上提，並提肛，呼吸。以上步驟可連續做多次。

3.**刺激腳心**：腳心的湧泉穴是濁氣下降的地方，經常按摩湧泉穴可益精補腎。按摩腳心對大腦皮層能產生良性刺激，調節中樞神經的興奮與抑制過程，對治療性神經衰弱有良好作用。方法是：兩手對掌搓熱後，以左手擦右腳心，以右手擦左腳心。每日早晚各1次，每次300下。

4.**自我按摩腰部**：兩手掌對搓至手心熱後，分別放至腰部，手掌向皮膚，上下按摩腰部，至有熱感為止。早晚各一次，每次約200下。這些運動可以健運命門，補腎納氣。

5.**刺激商陽穴**：商陽穴位於食指尖端橈側指甲旁，刺激該穴具有明顯強精壯陽之效，可

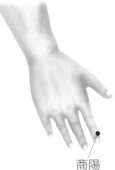

商陽

延緩性衰老。在上下班乘公車或捷運時，用食指鉤住車內的扶手或吊環，或在閒暇時兩手食指相勾反復牽拉，或利用傘柄等按摩食指。

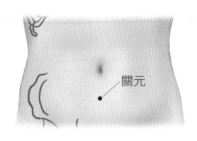

關元

　6.**刺激關元穴**：關元穴位於臍下3寸處，屬於沿頭面正中貫穿胸腹的任脈。「任脈」是不論男女都與其生殖系統有密切關係的一支經脈，任脈上有不少具有強精壯陽效果的穴位。可用指壓法按摩刺激關元穴，或是交替用左右手繞臍旋轉按摩腹部，刺激任脈上的有關穴位。

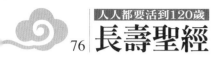

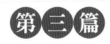

第三篇

身心之渠通暢，生命之泉長清
——走近不上火的生活

　　「通則不痛，痛則不通」，中醫理論認為，「通」是一個人健康長壽的關鍵，且「通」的內容極為豐富，不僅要氣血通、經絡通、腸道通，還要心氣通，所以，一個人要想健康長壽，就必須從活氣血、通經絡、清腸道、降心火著手，打通身心各個關口，不讓雜質淤滯體內。

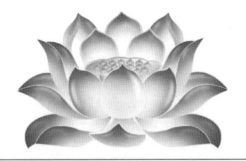

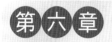

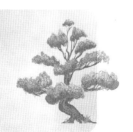

第六章
淨血通血，
不給疾病滋生的土壤

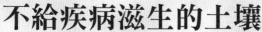

氣血流通不暢，人就容易生瘡、長斑

　　老年斑、黃褐斑等色斑及痤瘡的產生，究其原因，都是體內氣血運行不暢，如果能讓氣血通和，就不會有那些斑斑點點和痤瘡等破壞皮膚美觀的疾患出現。

　　在老壽星走訪過程中，我發現不少壽星並不像城裡的老人那樣，臉上、手上長滿了老年斑，很多同行者好奇地問我為什麼，其實，如果我們了解氣血運行，想做到不長斑，乃至痤瘡，都不是什麼難事。

　　朱丹溪說過：「氣血沖和，萬病不生。」人身上的氣血達到一種平衡、和諧、通暢、有序的沖和平衡狀態，就能保持精力充沛，身心舒暢，體魄強健，益壽延年。中醫學認為「氣」是非常重要的概念，因為它被視為人體生長發育、臟腑運轉、體內物質運輸、傳遞和排泄的基本推動能源。氣不暢，主要表現有以下四種情況：

　　1.**氣滯**：氣的運動不暢，最典型的症狀就是脹痛，如月經引起的小腹脹痛等。

　　2.**氣鬱**：氣結聚在內，不能通行周身，從而造成人體臟腑運轉、

物質運輸和排泄都會出現一定程度的障礙，如女性胸悶憋氣、冬天經常會手腳冰冷等。

3.氣逆：因體內氣上升太過、下降不及給人體造成的疾病。上升作用過強就會頭部過度充血，出現頭昏腦漲、面紅目赤等；下降作用過弱則會引起飲食傳遞失常，如噁心、嘔吐等。

4.氣陷：與「氣逆」相反，上升不足或下降太過。上升不足會導致頭部缺血缺氧或臟腑不能固定在原來的位置，出現崩漏、頭暈、健忘、眼前發黑等；下降太過則會導致食物傳遞過快或代謝物過度排出，而出現腹瀉、小便頻數等症。

講完了「氣」，接下來講一講「血」。血對人體最重要的作用就是滋養，它攜帶的營養成分和氧氣是人體各組織器官進行生命活動的物質基礎，它是將氣的效能傳遞到全身各臟器的最好載體，所以中醫稱「血為氣之母」，認為「血能載氣」。

如果血虧損或者運行失常，就會導致各種不適，如失眠、健忘、煩躁、驚悸、面色無華、月經紊亂等，長此以往必將導致更嚴重的疾病。從這個角度看，斑的產生就是氣血津液不流通，未能暢行全身而鬱積在上半身所致，發於臉面為色斑，發於體內則形成囊腫、炎症。

知道了這一原理，關於老年斑的防治，我們可以用蜂蜜生薑水進行調理。生薑具有發汗解表、溫中止嘔、溫肺止咳、解毒等功效，其辛溫發散的作用可促進氣血運行；蜂蜜具有補中潤燥、緩急解毒的作用，其補益作用可促進人體氣血的化生，維持氣血的正常運行，二者「互補互利」，中老年人可長期服用此水。具體做法是：取新鮮生薑片10～15克，用200～300毫升開水浸泡5～10分鐘，待水溫冷卻至60℃以下時，加入10～15克蜂蜜攪勻飲用。需要注意的是，加入蜂蜜時水

溫不可過高；另有牙齦腫痛、口腔潰瘍、便秘等上火症狀者，不宜過多飲用。

對於有黃褐斑的朋友，可常進行臉部推拿，方法是：將雙手搓熱後擦面，從臉部正中→下頜→唇→鼻子→額頭，然後雙手分開各自摩挲左右臉頰，直到臉部發紅微熱。這種推拿能夠疏通氣血，可在一天中任何時候做，不過清晨效果最佳。另外，用紅棗、薏米、山藥煮成粥，早餐或晚餐食用均可，對補充體內氣血、調理經絡大有好處。

最後，長痤瘡的朋友，多為飲食不節，過食辛辣及肥甘厚味，複感外邪，使毛囊閉塞，內熱不得透達，致使血熱蘊蒸於面部，或肺經蘊熱，外感風邪，或脾胃濕熱，內蘊上蒸於面部而形成，故飲食應多選用清涼祛熱、生津潤燥的食品，如瘦豬肉、豬肺、兔肉、蘑菇、木耳、芹菜、油菜、菠菜、苦瓜等，也可自製雪梨芹菜汁：芹菜100克、番茄1個、雪梨150克、檸檬半個，洗淨後一同放入果汁機中攪拌成汁，每日飲用1次。同時，不吃芒果、巧克力、大閘蟹，少吃油脂性或油炸食物及糖類、辛辣刺激性食物，多飲水，保持大便暢通。

癌的形成主要是因為氣血淤堵

關於腫瘤的形成，雖然不同人士從不同角度分析了諸多原因，但中醫認為，腫瘤形成的最主要原因是氣血淤堵，也就是血與邪氣慢慢積聚成有形物質的一個過程。

醫聖張仲景在《傷寒論》中提出了正氣與邪氣的說法。正氣主要體現了人體正常生命活動的能力，邪氣則是破壞人體正常生命活動的能力。中醫認為，如果一個人正氣充足，那麼他抵禦疾病侵襲的能力

就強，而邪氣入侵則會導致疾病產生。所謂邪氣，當然是自然界裡的風、寒、暑、濕、燥、火……邪氣進入人體，正氣的運行就會受到阻礙，從而影響、擾亂甚至改變體內的正常環境。

中國自古就有「一方水土養一方人」的說法。我這次走訪的壽星們，大多生活在遠離城市環境污染的縣城或山區，生態環境良好，在那樣的環境裡，人自然不容易受到邪氣侵襲，城市裡較普遍的中風、高血壓等發病相對要少很多，癌症就更不用提了。另外，那些老壽星們心態都非常好，很少生氣、鬱悶。從中醫來看，正氣是推動全身血液正常運行的動力，如果運行受阻，必然導致血流緩慢，如同水泵與水，如果沒有了電這個動力，水就無法泵出去，水也就沒有了向前流動的力，就會附著在血管壁上，一點一點，如同淤泥一般，越聚越多。

氣血一旦出現淤堵，全身脈絡便會阻塞，各處運行交而不通，於是就出現了癌症。所以，預防和治療癌症，一定要疏通淤堵，使氣血在體內得以自然暢行。

靜心導引，讓全身氣血暢行無阻

古代中醫學家一般認為導引是一種肢體、筋骨、關節的活動，能夠引導體內氣機趨向平和，活動肢體使其柔軟，最終使人「骨正筋柔，氣血以流」。這裡，即向大家介紹一種源遠流長通順氣血的好方法──靜心導引。

導引屬於中國傳統的養生運動，它不同於現在某些以展示人體極限能力為目的的競技體育活動。競技必須竭盡全力，因而在運動

中難免會受到損傷，因此，競技體育與養生鍛煉並不相同，中國傳統的養生原則講究「閒心」（精神要悠閒）、「勞形」（形體要運動），導引正是為「閒心」、「勞形」而設。就「勞形」而言，必須「常欲小勞，但莫大疲」，也就是說，要經常輕微運動，但不要精疲力竭。在這一點上，導引鍛煉與印度瑜伽等鍛煉方法有一定的相似之處，兩者都是通過緩慢平靜的動作，使身體各部分的肌肉、關節得到充分鍛煉。

老子認為：「人之生也柔弱，其死也堅強。萬物草木之生也柔弱，其死也枯槁。」可見，柔軟意味著生命力旺盛，僵硬意味著人體趨向老化。人體衰老的先兆之一就是關節僵直、活動欠佳，甚至步履蹣跚、老態龍鍾。因此，中國的導引、印度的瑜伽，都是為柔筋軟體而設，並不追求肌肉發達，力量強大。

至於「骨正」，是為了糾正人們日常生活中形成的軀體「不正」現象。人體就好比一棟房屋，骨骼就是這棟房屋的樑柱，而脊柱就相當於房屋的大樑。人們常因各自的生活習慣，或外力因素而產生一些特殊動作，久而久之，人體骨骼就會出現歪斜而導致某些疾病發生，導引則是最好矯正骨骼的運動方法。導引的正骨作用是通過自我舒緩來實現，不需要強大外力的參與。

有些住在城裡的老壽星跟我說，他們經常到公園練習八段錦，其實，它和易筋經都屬於導引的範疇。這些鍛煉方法的共同特點是動作和緩自如，可以最大限度地活動筋骨、肌肉、關節，而不易造成損傷；可以促使血液循環平穩和緩（而非處於興奮狀態）、組織器官大量吸收氧氣，卻不會使心臟跳動劇烈，血壓突然升高，新陳代謝猝然加快。

可見，導引是老幼皆宜的運動良方，只要按一定的方法和緩地運動肢體關節，使全身氣血流暢，就能夠達到導引的效果。不過，在進行吐納導引時，有些地方需要注意：一是應避免過度呼氣和憋氣，也就是說呼吸要自然平穩，初期呼吸的頻率可由正常的每分鐘16～20次逐漸減少至每分鐘10次，待到熟練後頻率可逐漸減少至每分鐘4～6次為好；二是情緒平穩，心態平和；三是持之以恆，循序漸進，這樣才能達到預期的效果。

養護心腦血管的「本草上品」——紅景天

　　以往，許多人認為心腦血管疾病是老年人的專利，可越來越多的事實證明，不僅老年人，中年人、青年人患這種病的機率也越來越大。不少人問我，有什麼中草藥可以當茶喝又沒有強烈的藥味？我立刻想到了紅景天，紅景天是一種多年生草本植物，盛產於號稱「世界屋脊」的青藏高原，生活在天然純淨的高寒雪域特殊環境，為青藏特有的名貴藥材。

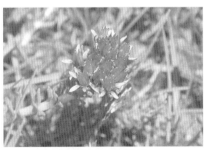

高原上的紅景天

　　很久以前，高原上的居民就採擷這種雪底下綻開紅花的植物來治療多種疾病。1200多年前的藏醫巨著《四部醫典》中，便有「神藥蘇羅瑪寶」的記載；明代李時珍在

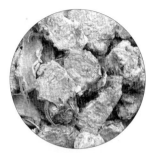

中藥紅景天

《本草綱目》中稱其為「本草上品」，康熙皇帝賜名為「仙賜草」。

紅景天作為藥物在中國早已被廣泛應用。清代，在紅景天產區就有人將它用作滋補強壯藥，可消除疲勞，抵禦寒冷。東北地區，民間常用來作為補品和治療疾病，用它煎水或泡酒來消除重體力勞動帶來的疲勞，及抵抗高寒山區的冬季寒冷。藏族人民利用紅景天的歷史更早，在《晶珠本草》、《藏藥圖鑒》中均有記載，西藏民間不僅常用紅景天來治療咳血、咯血、肺炎咳嗽和婦女白帶等症，還將其入藥，用以健身壯體，抵抗不良環境的影響。

研究表明，紅景天含有紅景天苷和苷元酪醇的物質，具有抗疲勞、抗缺氧、抗微波輻射、抗毒以及對神經系統和新陳代謝的雙向調節作用。同時，紅景天還含有豐富的黃酮、多種維生素和微量元素，根據藥理學、病理學以及臨床療效觀察，紅景天是一種對心腦血管疾病有顯著療效的天然草藥，它可清除血液中過多的脂質，防止動脈粥狀斑塊形成，降低血液黏滯度，改善微循環，從而有效地擴展冠狀動脈，抗心肌缺血，提高心臟功能；此外，它還可改善腦組織的血液循環，加快腦梗塞病灶的恢復，對緩解頭痛，解除疲勞，增強記憶力也有顯著功效。

紅景天既可用於防治心腦血管疾病，還可用於更年期綜合症、神經衰弱及其引發的心絞痛、胸悶、心悸、氣短、失眠、神疲乏力等疾患的防治，更值得一提的是，紅景天對多種癌症亦有明顯的輔助療效。平時，可到藥店買一些乾的紅景天，每天用幾克泡水喝（僅喝其水），是防止心腦血管疾病的天然良方。

蔬果淨血方幫助排除體內廢物及毒素

為什麼現代人的身體那麼不堪一擊，「三高」、腰椎、頸椎、心梗、腦梗、癌症頻頻上身？這一切，都因為人們沒有及時意識到血液垃圾堆積的後果，沒有及時清除血液垃圾所造成的。

很多朋友問我，走訪了那麼多老壽星，有沒有得到一些真傳或秘方？這個問題讓我不知如何回答，或許壽星們習以為常的養生方法，對於不懂養生的人來說，也算是一種「秘方」吧。

就拿我去東北和陝西走訪的那幾位老壽星來說，他們的兒女都非常體貼，常給父母榨一些新鮮蔬果汁，而這成了老人們日常食譜中一大重要組成部分。也許你認為這沒什麼，不過是一些湯湯水水，但是從養生角度看，它們的作用是很大的。

人體紅血球的衰老變異，一般都要先於其他組織細胞的衰老病變；而人的組織器官發生衰老病變，往往都伴隨著紅血球的衰老變異，紅血球的衰老變異是造成相關循環障礙最直接最根本的原因。所以，從某種程度來講，萬病之源始於血。

人體正常的血液是清潔的，但環境污染的毒物，食物中殘留的農藥和激素，肉、蛋等酸性食物產生的酸毒，以及人體新陳代謝中不斷產生的廢物，都會進入血液中形成血液垃圾，使血液污濁。

污濁的血液不僅損害我們的臉面，蓄積體內還會產生異味，損傷組織器官，形成多種慢性病，如糖尿病、冠心病及高血壓等。更嚴重的是，毒素還會破壞人體免疫功能，使人體正常細胞突變，導致癌症發生。可見，想要健康長壽，淨血就顯得非常重要了。

前面我們提到的蔬果汁，就是淨化血液的不二之選。這裡向大家

介紹一種胡蘿蔔綜合蔬果汁。

胡蘿蔔綜合蔬果汁

　　材料：胡蘿蔔1根，番茄1個，芹菜2根，檸檬1個。

　　做法：胡蘿蔔與檸檬去皮，與其他材料一起榨汁飲用。

　　胡蘿蔔汁內含有大量的胡蘿蔔素，這種物質在人體內會轉化成維生素E，可清除人體自由基，並阻礙其生成，提高人體免疫能力，可預防腫瘤、血栓、動脈粥樣硬化以及抗衰老等；番茄性甘、酸、微寒，能生津止渴，健胃消食，涼血平肝，清熱解毒，淨化血液；兩者與芹菜、檸檬合製成汁，可降低膽固醇，淨化血液。因此，我建議中老年人常喝這種蔬果汁。

巧補氣、行氣，消除氣虛、氣鬱

　　「氣」是構成人體和維持人體生命活動的基本物質，氣虛與氣鬱是阻礙人體氣血順暢的兩大因素，而人體的「正氣」有促進生長發育，保衛身體及抵禦疾病侵襲的生理功能。

　　有些人不是消瘦，就是偏胖，身體很容易疲倦、乏力，感冒等小病時常光顧，這多是氣虛所致。如果你仔細觀察，他們多伴有面色蒼白，說話聲音低微，稍微活動則出汗、心悸，舌淡苔白，脈虛弱等身體特徵。對於這類氣虛的人，養生的關鍵在於補氣。

　　中醫認為，腎為氣之根，脾為氣之源，所以補氣重在補脾益腎。在飲食方面，氣虛的人食養宜補氣健脾，如人參、山藥、胡蘿蔔、香菇、雞肉等；平時，這類人精神情緒多處於低落狀態，所以要學會讓

自己的精神振奮起來，變得樂觀、豁達。還有，這類人不宜進行重度運動，應多做內養功、強壯功。例如「吹」字功：直立，雙腳併攏，兩手交叉上舉過頭，然後彎腰，雙手觸地，繼而下蹲，雙手抱膝，心中默念「吹」字，連續做10餘次。

除了氣虛，其實當今氣鬱的人並不少，他們常莫名其妙地歎氣，容易失眠、便秘。女性月經前會有明顯的乳房脹痛和小腹脹痛，甚至不小心碰到那裡的皮膚都感覺疼。對於這類氣鬱之人，平時要多吃些行氣活氣的食物，如佛手、柳丁、柑皮、香櫞、蕎麥、韭菜、大蒜、高粱、豌豆、桃仁、油菜、黑大豆等，也要多吃些補肝血的食物，如何首烏、阿膠、白芍、當歸、枸杞子、香附子、佛手、柴胡等；可以適當出去旅遊，多聽聽快樂的音樂，使自己身心愉悅，就不會鑽牛角尖，更不會鬱悶；多交些性格開朗的朋友，保持心情愉悅。

此外還有一個簡便的方法，就是每天晚上睡覺前，把兩手搓熱，然後搓脅肋。脅肋部是肝臟功能行進的通道，搓一搓就會感覺裡邊像灌了熱水一樣，很舒服。

老年人血稠，四點須注意

老人血稠了，就容易形成血栓，引發心肌梗塞等危及生命的疾病。平時需要在飲食、作息、運動和心態上多加注意。

我遇到不少老年人，起初體檢時被醫生診斷為血稠，但平時不注意保養，也不懂得如何保養，最終導致腦血栓、心肌梗塞等重病，甚至撒手人寰。

事實上，臨床上有很多疾病，如動脈硬化、腦血栓、心肌梗塞、

高血壓、糖尿病、阻塞性視網膜炎以及慢性肝腎疾病等，都與血稠有著密切關係。所以，如果檢出了血稠，我們一定要好好保養了。

首先，也是最重要的一點，就是要養成喝水的習慣。血液中水分的多少，對血液黏稠度有著決定性的影響。這類老人，可以早、中、晚各飲一杯淡鹽水或涼開水，特別是在血稠發生率較高的夏季，更要多喝水；平時飯菜宜清淡，少吃高脂肪、高糖食物，多吃些粗糧、豆類及豆製品、瓜果蔬菜；可常吃些具有血液稀釋功能、防止血栓、降低血脂的食物，如草莓、鳳梨、番茄、香菇、紅葡萄、橘子、生薑、黑木耳、洋蔥、香芹、胡蘿蔔、蒟蒻、山楂、紫菜、海帶等。

其次，生活要有規律，作息有時，勞逸結合，睡眠充足，不吸煙、不酗酒。

再次，要養成適度運動的習慣。選擇適合自己的運動項目，如散步、快走、慢跑、做體操、打球等，可有效增強心肺功能，促進血液循環，改善脂質代謝，降低血液黏稠度。

最後，要保持一顆淡泊寧靜、隨遇而安的平常心，讓情緒處於愉悅之中。

此外，如果出現了較明顯的血稠症狀，特別是已經患有高血壓、動脈硬化、糖尿病的患者，須及時就醫，在醫生的建議下進行藥物治療，但萬不可自行其是，以免出錯。

第七章

經絡暢通就是長壽的通靈丹

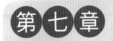

若想身體機能正常，經絡不可不通

　　提到經絡相信大家都不陌生。在中醫理論中，它是經脈與絡脈的總稱，也是我們身體裡氣血運行的管道。如果說我們的身體是一座摩天大廈，那經絡就是隱藏在大廈牆裡的電線網路，一旦它不通，我們的身體就如同斷了電的黑樓，所有運作都會受到嚴重影響。氣血不能順利運送到各個臟腑，身體就會隨之出現各種問題。

　　醫學研究認為，經絡的存在是各種長壽方法產生作用的關鍵，它在人體內起總調度、總開關、總控制的作用，無時無刻不在控制人的身體健康。早在2500多年前，中醫就有了經絡學說，其中，《內經 經脈篇》說，經絡可以控制人體功能，具有「決死生、處百病」的作用。可見經絡學說並非無稽之談，科學實驗已證明這個說法的正確性。

　　經絡可以把人的內臟、四肢、五官、皮膚、肉、筋和骨等所有部分都聯繫起來，只有確保每一條通路都通暢，身體才能保持平衡與統一，維持正常的活動。與之類似，氣血也要通過經絡輸送到身體各處，滋潤全身上下、內外。只有通過經絡系統把氣血等營養物質輸送

到全身，人才能有正常的生理、心理活動。

外部疾病侵犯我們的身體時，往往是從表面開始，再慢慢向裡發展，也就是先從皮膚開始。經絡內外與皮膚相連，可以運行氣血到表層的皮膚，經絡就好像磚瓦一樣壘成堅固的城牆，每當外敵入侵時，它首當其衝地發揮抵禦外邪、保衛人體的屏障作用。

常言道「病從口入」，說的是若吃了不乾淨的東西，會使身體內的氣血不正常，從而產生疾病。其實，這種內生病首先表現為內臟的氣血不正常，再通過經絡反映在相應的穴位上。所以，經絡穴位還可以反映人內在的毛病，中醫稱之「以表知裡」。

人的潛力很大，我們的肝臟只有三分之一在工作，心臟只有七分之一在工作，如果它們出現問題，我們首先要做的是激發、調動身體的潛能。按照中醫理論，內臟跟經絡的氣血是相通的，內臟出現問題，可以通過刺激經絡和體表的穴位，調整氣血虛實，這也是針灸、按摩、氣功等方法可以治療內科病的原因。

我們都知道，嘴不但能吃飯，還能吃進細菌，感染疾病。經絡也一樣，它可以運行氣血，發揮上述那些功能，但人體一旦有病了，它也是疾病從外向裡「走」的路。只要我們知道了它們的循行規律，就可以利用這一點來預防疾病惡化。

點、揉、推三法讓十二正經通起來

《靈樞 本輸》：「凡刺之道，必通十二經絡之所終始。」十二經脈是經絡系統中的主幹，又稱「十二正經」，包括手三陰經（手太陰肺經、手厥陰心包經、手少陰心經）、手三陽經（手陽明大腸經、

手少陽三焦經、手太陽小腸經）、足三陽經（足陽明胃經、足少陽膽經、足太陽膀胱經）、足三陰經（足太陰脾經、足厥陰肝經、足少陰腎經）。

你會發現，十二條經脈的名字有個統一的規律，都包含有手或足、臟或腑、陰或陽這幾個要素。這是因為十二經脈在體內與臟腑相連屬，每一條經脈都連接著一個特定的臟或腑，故以所連接的臟或腑命名；它們循行到身體外周時又都經過手臂或腿腳，經過手的稱手經，經過腳的叫足經；人體以臟為陰，腑為陽，與臟相連的為陰經，與腑相連的稱為陽經；太陽、陽明、少陽、太陰、少陰、厥陰等，則是古代表示陰陽不同程度的概念。負責為人體生命活動提供能量和資訊的氣血，通過這些經脈即可內至臟腑，外達肌表，營運全身。

平時，我們可以通過點、揉、推三種方法讓十二正經通暢起來，為我們的身體調養生息。這三種方法極為簡單，每個人都能做，而且效果非常好。

1.點法：用手指指腹按壓穴位。不管何時何地，只要能空出一隻手來就可以。

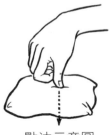

點法示意圖

2.揉法：可借助保健錘等工具刺激經絡的方法。用大魚際或掌根，於一定部位或穴位上，作順時針或逆時針方向旋轉揉動。這種方法相對推捋來說刺激量要大些，有人甚至提出敲揉比針灸效果還好。

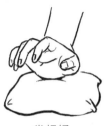

掌根揉

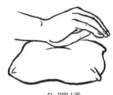

魚際揉

揉法示意圖

3.**推法**：包括直推法、旋推法和分推法。所謂直推法就是用拇指指腹或食指、中指指腹在皮膚上作直線推動；旋推法是用拇指指腹在皮膚上作螺旋形推動；分推法是用雙手拇指指腹在穴位中點向兩側方向推動。比如走路多了，雙腿發沉，這時身體取坐位，把手自然分開，放在腿上，由上往下推，拇指和中指推的位置就是脾經和胃經。脾主肌肉，推脾胃經可以疏通這兩條經的經氣，從而達到放鬆肌肉的效果。

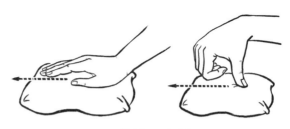

推法示意圖

按摩時穴位一定要找準，這裡介紹一些人人都能使用的簡單找穴位訣竅。

1.**找反應**。身體有異常，穴位上便會出現各種反應，這些反應包括：壓痛（用手一壓，會有痛感）、硬結（用手指觸摸，有硬結）、感覺敏感（稍微一刺激，皮膚便會很癢）、色素沉澱（出現黑痣、斑點）、溫度變化（和周圍皮膚有溫度差，比如發涼或者發燙）。在找穴位之前，先壓壓、捏捏皮膚看看，如果有以上反應，那就是找對地方了。

2.**記分寸**。大拇指的指間寬度是一寸，把四指併攏，第二關節的寬度就是三寸。比如足三里，找時只要從外膝眼處往下四橫指，然後再往外一橫拇指就找到了。

此外，刺激穴位在呼氣時效果更好，期間最好不要吸煙。如果在穴位治療前抽煙，尼古丁一旦進入體內，就會造成交感神經緊張，血

管收縮，血液循環不暢通，會影響療效。

打通任督二脈，有效提升「功力」

任脈統領所有陰脈，與全身所有陰經相連，凡精血、津液都是任脈管理的，所以它也被稱為「陰脈之海」；督脈統領所有陽經，有調節陽經氣血的作用，所以它被稱為「陽脈之海」。打通了它們，便能有效提升我們的「功力」。

按照陰陽理論，男為陽，女為陰，男人的生殖能力在很大程度上由督脈決定，女人的生育能力則由任脈決定。武俠小說中常將打通任督二脈當成功力提升的一大要件，用中醫理論來分析，這兩條重要經脈對保健確有功效。人體有病，往往是任督二脈不通，所以打通任督二脈對維護身體健康是十分重要的。

那要怎樣打通呢？道教裡的內丹功——小周天的修練就是在任脈和督脈上練的，以下向大家介紹一下。

1.**調形**：調形就是調身，把身體的姿勢調整好了。坐在椅子的前三分之一處，兩腿與肩同寬，自然垂放在地上，兩手四指交疊，勞宮穴相對，拇指相接觸，放在下丹田的下方；頭正，頸鬆，含胸拔背，胸要微微地內收，背要挺拔；下頜內收，頭不要抬起，兩眼先平視，然後微微閉上。

2.**調息**：調息即調整呼吸，調呼吸時只要關注呼氣，不必關注吸氣。首先讓每次呼氣都呼到中丹田、膻中穴的位置。隨著呼氣，每呼一次氣，下行到中丹田一次，這樣，中丹田慢慢地就會有感覺了。中丹田微微發熱，有氣感了，再繼續往下練。隨著呼氣，氣下行到下丹

田，下丹田隨呼氣和吸氣自然地
收縮、隆起。先有意地去加大腹
部的收縮、隆起，隨著下丹田的
氣感增強，就不要再用力了，最
後是自然而然地呼吸，不要刻意
關注。

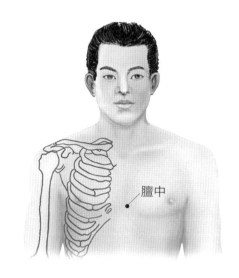

膻中

3.**調神**：其實，調神貫穿於
修練內丹功的全過程。一開始要
排除雜念，使心神清靜，然後集
中意念。當氣行到下丹田時，意
念想下丹田的位置微微發熱；然後，再意想下丹田裡的精氣在慢慢地
轉動，精氣充滿下丹田，充滿整個腹部，然後慢慢地溫暖、慢慢地發
熱，並越來越熱。下丹田精氣充滿、溫熱要經過很長時間的修練，因
人而異。

下丹田有氣感非常重要，只有等到下丹田有了很強的氣感以後，
才能接著往後練，沿著督脈開始往上行走。氣行走到下關，也就是在
命門穴和陽關穴之間，這個位置也微微發熱了。有了氣感以後，繼續
往上練，練到中關也就是夾脊穴的位置，這個位置有了氣感，再繼續
往上練，練到上面的上關，也就是玉枕穴的位置。這裡有氣感了，再
繼續往上到頭頂——百會穴。從頭頂百會穴繼續往下，先到上丹田，
上丹田兩眉之間微微發熱、發脹。上丹田有了感覺，繼續往下行，又
過人中跟任脈連在一起，像這樣不斷地循環，就打通小周天了。

當然，練習時如果沒有感覺，不要著急，也不要刻意去用力，要
把握火候。

肺經養性命，胃經升底氣——長壽必通肺胃二經

在十二正經中，肺經和胃經對延年益壽至關重要。通絡肺經，我們才能延長壽命；通絡胃經，我們就會活得有底氣。

肺在五臟六腑的地位很高，《黃帝內經》中說「肺者，相傅之官，治節出焉」，也就是說肺相當於一個王朝的宰相，一人之下，萬人之上。肺是人體內的宰相，它必須瞭解五臟六腑的情況，所以《黃帝內經》中有「肺朝百脈」，就是說全身各部的血脈都直接或間接地會聚於肺，然後敷布全身。

所以，各臟腑的盛衰情況必然在肺經上有所反映。這條經絡對於我們延長壽命至關重要，它起始於胃部，向下絡於大腸，然後沿著胃，穿過膈肌，屬於肺臟；再從肺系橫出腋下，沿著上臂內側下行，走在手少陰、手厥陰經之前，下向肘中，沿前臂內側橈骨邊緣進入寸口，上向大魚際部，沿邊際，出大指末端。

肺經上的尺澤穴是最好的補腎穴，通過降肺氣而補腎，最適合上實下虛的人，高血壓患者多是這種體質。另外，按壓尺澤穴對於肺經不通引起的咳嗽、氣喘、咯血、潮熱、胸部脹滿等很有效。尺澤穴在肘橫紋上肱二頭肌肌腱橈側的凹陷處。

孔最穴對風寒感冒引起的咳嗽和扁桃體炎效果不錯，還能治療痔瘡。孔最穴在前臂掌面橈側（大拇指方向），在尺澤穴與太淵穴（腕部動脈搏動處）連線上，腕橫紋上7寸（手腕至肘共12寸，按比例取穴）。

有人總覺得氣不夠用，有吸不上氣的感覺，這個時候就可以點揉太淵穴。此穴為肺經原穴，補氣效果尤佳。

　　想長壽，除了肺經，還要說說胃經這個多氣多血的勇士。

　　足陽明胃經起於鼻旁，挾鼻上行至根部，入於目內眥，交於足太陽膀胱經，沿鼻外側下行至齒齦，繞口唇，再沿下頷骨出大迎穴，上行耳前，穿過頷下關節，沿髮際至額顱。一條支脈從大迎穴下行，過喉結入鎖骨，深入胸腔，穿過橫膈膜，歸屬胃，並與脾相絡。另一支脈直下足部二趾與中趾縫。此支又分兩支，一支自膝臏下三寸分出，下行至中趾外側，一支從足背分出，至大趾內側交足太陰脾經。

　　從胃經的循行路線可以看出，與胃經關係最為密切的臟腑是胃和脾。脾胃是人體的後天之本，這是因為每個人在出生後，主要依賴脾和胃的運化水穀和受納腐熟食品，這樣人體才能將攝入的飲食消化吸收，才能使全身臟腑經絡組織得到充分的營養，維持生命活動的需要。人有沒有底氣，這條經絡起著決定性的作用。

　　按摩胃經，一方面可以充實胃經的經氣，使它和與其聯繫的臟腑的氣血充盛，這樣臟腑的功能就能正常發揮，不易生病；另一方面可以從中間切斷胃病發展的通路，在胃病未成氣候前將它消弭於無形。

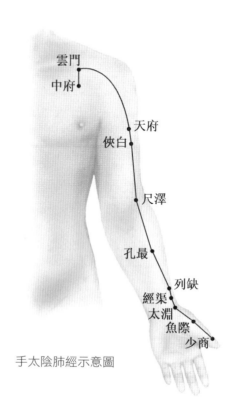

手太陰肺經示意圖

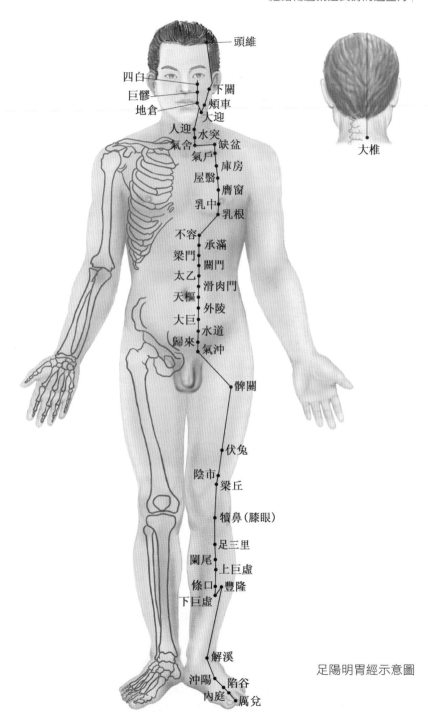

頭維

四白
巨髎
地倉

下關
頰車
大迎

人迎
氣舍
氣戶
屋翳

水突
缺盆
庫房
膺窗
乳中
乳根

不容
梁門
太乙
天樞
大巨
歸來

承滿
關門
滑肉門
外陵
水道
氣沖

髀關

伏兔

陰市
梁丘

犢鼻(膝眼)

足三里
闌尾
條口
下巨虛

上巨虛
豐隆

解溪

沖陽
陷谷
內庭
厲兌

大椎

足陽明胃經示意圖

益壽養生的「三一二」經絡疏通法

我的鄰居李大爺快70歲了，但耳不聾、眼不花，腰腿硬朗，精神矍鑠，爬山比小夥子爬得還快。有一次，我向他請教養生的秘訣，他毫不保留地傳授給我一種叫「三一二」經絡疏通法的益壽良方。這種方法巧妙地將按摩、呼吸、運動三者相結合，非常符合中醫「內病外治」的醫學原理。若長期堅持，疏通經絡、延年益壽不再是什麼難事兒。具體操作方法如下：

第一步：每天按摩「三」個穴位。

按經絡學說原理，按摩合谷、內關、足三里這三個穴位。合谷是大腸經上的原穴，內關是心包經上的絡穴，而足三里是胃經的要穴，也是人體重要的保健大穴。經常按摩這三個要穴，可以激發相關經絡，促進五臟六腑健康運轉，有病治病、無病防病。每天早晚堅持按摩這三個穴位，直至穴位有酸、麻、脹的感覺。每次按摩後，頓覺氣血通暢，渾身舒適。

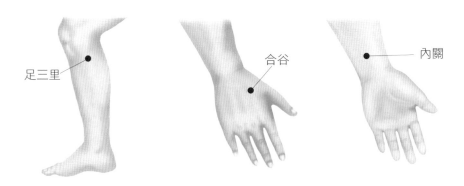

足三里　　合谷　　內關

第二步：每天進行「一」次腹式呼吸，即意守丹田的腹式呼吸鍛煉法。

腹式呼吸除了活躍小腹部的九條經絡、充實先天後天之氣外，還增加肺泡通氣量和直接對腹腔的自然按摩作用，從而促進這些臟器的經絡氣血活動，增強這些臟器的功能。進行腹式呼吸鍛煉時宜取坐位，全身放鬆，舌舔上顎，雙目微閉，鼻吸口呼，排除雜念，每分鐘呼吸5次左右，持續5～10分鐘，然後緩緩睜開雙目，雙手搓面數十次。長期堅持，定會覺得渾身輕鬆舒暢。

第三步：多參與以「二」條腿為主的運動。

進入中老年後，最好採取一種以兩條腿為主且適合個人的運動，這樣可以自然地激發身體經脈的經氣。另外，腿部的肌肉運動也必須通過神經的反射作用引起上肢軀幹和全身運動，並刺激心血管呼吸中樞，增加心臟的輸出量和肺的通氣量，使全身氣血暢通，讓臟腑的功能達到一種新的平衡。尤其是老年人，可根據自己的體力和愛好選擇打太極拳、輕微的跑步、散步以及各種室內健身運動、各種保健操等，都能有強身健體的作用。

三大長壽名穴——湧泉、下丹田、命門

在人體諸多穴位中，有一些直接掌管我們能否長壽，湧泉、下丹田、命門就是三個非常重要的典例。常「侍候」它們，便可身體健康、延年益壽。

1.人體長壽大穴——湧泉：湧泉穴位於足底，在足掌的前三分之一處，屈趾時凹陷處便是，為全身腧穴的最下部，乃腎經的首穴。中

醫認為，腎是主管生長發育和生殖的重要臟器，腎精充足就能發育正常，耳聰目明，頭腦清醒，思維敏捷，頭髮烏亮，性功能強盛；反之，若腎虛精少，則記憶減退，腰膝酸軟，行走艱難，性功能低下，未老先衰。因此，經常按摩此穴，有增精益髓、補腎壯陽、強筋壯骨之功，並能治療多種疾病，如頭痛、休克、中暑、偏癱、耳鳴、腎炎、陽痿、遺精及各類婦科病和生殖類病。

同時，人體肩上有一肩井穴，與足底湧泉穴形成一條直線，二穴是「井」「水」上下呼應，從「井」上可俯視到「泉水」。有水則能生氣，湧泉如山環水抱中的水抱之源，使人體形成了一個強大的氣場，維護著人體的生命活動。具體按摩方法為：睡前端坐，用手掌來回搓摩湧泉及足底部108次，要滿面搓，以感覺發燙發熱為度。搓畢，再用大拇指指腹點按湧泉穴49下，以感覺酸痛為度，兩腳互換。最後，再用手指點按左右肩井穴各49次即可。

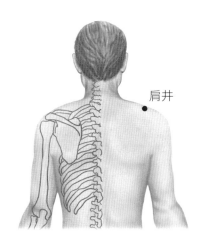

肩井

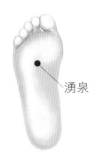

湧泉

2.人體性命之祖——下丹田：下丹田位於身體前正中線上，肚臍正中下1.5寸。古人認為下丹田和人體生命活動的關係最為密切。《難經》認為，下丹田是「性命之祖，生氣之源，五臟六腑之本，十二經脈之根，陰陽之會，呼吸之門，水火交會之鄉」，所以氣功家多以下丹田為鍛煉、會聚、儲存真氣的主要部位，此處也被稱為「氣海」。

人的元氣發源於腎，藏於丹田，借三焦之道，周流全身，以推動五臟六腑的功能活動。人體的強弱、生死存亡，全賴丹田元氣之盛衰，所以養生家都非常重視保養丹田元氣。意守丹田，就可以調節陰陽、溝通心腎，使真氣充實、暢通八脈，恢復先天之生理機能，促進身體的健康長壽。本穴主治性功能衰退，對婦科虛性疾病，如月經不調、崩漏、帶下，或者男科的陽痿、遺精，以及中風脫症、脫肛等都有很好的防治作用，特別對中老年人有奇效。

刺激下丹田穴可用按揉或艾灸的方法，還可以通過腹式呼吸達到保健功效。正確的腹式呼吸應首先放鬆腹部，用手抵住氣海，徐徐用力壓下。在壓時，先深吸一口氣，緩緩吐出，緩緩用力壓下，6秒鐘後恢復自然呼吸。如此不斷重複，可強身健體，延年益壽。

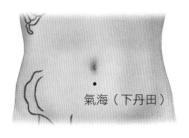

氣海（下丹田）

3.人體生命的根本——命門：命門穴位於後背兩腎之間，第二腰椎棘突下，與肚臍相平的區域。取穴時採用俯臥的姿勢，指壓時有強烈的壓痛感。所謂「命門」，即人體生命之門的意思，為先天之氣蘊藏所在，是人體生化的來源，是生命的根本，對男子所藏生殖之精和女子胞宮的生殖功能有重要影響；對各臟腑的生理活動有著

溫煦、激發和推動作用；對飲食物的消化、吸收與運輸，及水液代謝等都具有促進作用。近代中醫的觀點多傾向於命門是藏真火，而稱之為命門火。

　　經常按摩命門穴可強腎固本，溫腎壯陽，強腰膝、固腎氣，延緩人體衰老；疏通督脈上的氣滯點，加強與任脈的聯繫，促進真氣在任、督二脈上的運行；並能治療陽痿、遺精、脊強、腰痛、腎寒陽衰、行走無力、四肢困乏、腿部浮腫、耳部疾病等症。此穴通常有兩種鍛煉方法：一是意守法，即用掌擦命門穴及兩腎，以感覺發熱發燙為度，然後將兩掌搓熱捂住兩腎，意念守住命門穴約10分鐘即可；另一是採陽消陰法，即背部對著太陽，意念太陽的光、能、熱源源不斷進入命門穴，心意必須內注命門，時間約15分鐘。

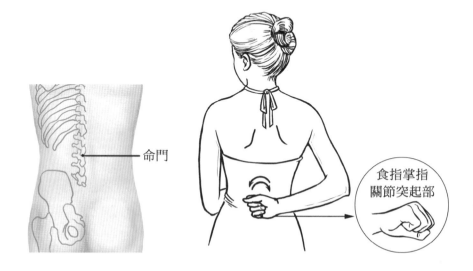

命門

食指掌指
關節突起部

步行是法寶，經絡暢通身體好

古人有言：「竹從葉上枯，人從腳上老，天天千步走，藥鋪不用找。」說明人要想健康長壽，必須勤於動腳、動腿，要經常活動，使腿腳的經絡暢通。

按照中醫的理論，「走為百煉之祖」，人的五臟六腑在腳上都能找到相應的穴位。腳踝以下有51個穴位，其中腳掌有15個，因此腳被稱為人體的第二個心臟。步行鍛煉也就是全身經絡和穴位的鍛煉。走路時，腳掌不斷與地面接觸，刺激腳底反射區，使對應的器官加快了新陳代謝，從而達到健身的目的。

走路時姿勢要正確，如頭要正，目要平，軀幹自然伸直（沉肩，胸腰微挺，腹微收）。這種姿勢有利於經絡暢通，氣血運行順暢，使人體活動處於良性狀態。腳與地面接觸時，要有一個「抓地」動作（腳趾內收），以促進腳和腿的微循環。

在走的過程中，身體重心應前移，臂、腿配合協調，步伐有力、自然，步幅適中，兩腳落地要有節奏感；呼吸要自然，應儘量注意腹式呼吸的技巧，即儘量做到呼氣時稍用力，吸氣時要自然，從而步行較長距離時能減少疲勞感。

要注意緊張與放鬆、用力與借力之間相互轉換的技巧，也就是說，可以用力走幾步，然後借力順勢走幾步。這種轉換可大大提高走步的速度，並且會感到輕鬆，節省體力。當然，步行快慢要根據個人具體情況而定。經研究發現，以每分鐘走80～85公尺的速度連續走30分鐘以上時，防病健身作用最明顯。

此外，有言「飯後百步走」，但這只適合那些平時活動較少、長

時間伏案工作、形體較胖、胃酸過多的人；而對那些體質較差、體弱多病的人來說，則提倡「飯後不要走」，這類人不但飯後不能散步，就連一般的走動也應減少，最好平臥10分鐘。因為胃內食物增加，胃動力不足，此時如果活動，就會增加胃的震動，從而加重胃的負擔，嚴重時還會導致胃下垂。

走路，這一最簡單的鍛煉方式，如果我們能夠長期進行，可促使全身氣血暢通，頤養天年。

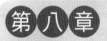

腸道革命——腸道通了，垃圾沒了，病就好了

體內毒素是導致衰老的重要原因

人為什麼會衰老呢？在國內外對衰老的諸多研究中，普遍認同體內的毒素是導致衰老的一大重要因素。痤瘡、口臭、便秘、頭疼……這些都是體內毒素積聚的信號。當我們的健康面臨威脅時，排毒就成了我們每日必不可少的功課。

而什麼是「毒」呢？我們的身體不斷接收外界的給予，在內部消化吸收後會持續產生各種物質，其中很大一部分是新陳代謝的垃圾，人體只能排泄掉一些，而存留了其他物質，這些物質可能引起身體的排異反應或過敏症狀，使人產生患病的感覺，這就是我們所說的「毒」。毒素在我們體內大致以七種形式存在：

1.宿便：殘留在腸道褶皺內無法排出的廢物就形成了宿便，它在腸道裡腐爛變質，成為細菌的滋生、蓄積地，危害人體。

2.尿酸：尿酸是構成細胞核酸成分的物質代謝後的最終產物，主要經腎臟排出。如果尿酸沉積在人體軟組織或者關節中，容易引起關節處紅腫、疼痛、發熱等。

3.**脂肪**：攝取高營養和高脂肪的食物，容易使血液變得黏稠，流動速度也變得緩慢，大塊的脂質沉積在血管中，導致供氧不足，頭暈困倦，嚴重的還會形成血栓。

4.**自由基**：自由基是危害健康最大的毒素，是人體內氧化反應的結果，是衰老的主要幫兇。它損害蛋白質、脂肪、DNA等，並能導致細胞癌變或者死亡。

5.**膽固醇**：絕大部分的膽固醇由人體肝臟製造，其餘一部分需要從食品中攝取。而當膽固醇從食品中攝取過高時，剩餘的就會沉積在血管壁上，逐漸使血管變窄，甚至導致血管閉塞。

6.**水毒和淤血**：人體體液分佈不均勻時，就會產生水毒，會引起發汗、排尿異常和水腫。淤血主要由老、舊、殘、汙液形成，會影響對細胞、肌肉的供氧，使養分和氧氣供應不足。

7.**乳酸**：人體處於長時間奔波或運動後容易產生乳酸。若乳酸不斷積累，人體就會處於一種疲勞狀態，腰酸背疼，動作遲緩。

同時，心理毒素的傷害也不容忽視，尤其以壓力及負面情緒的傷害力最大。例如，長期生活在壓力下的人容易患上抑鬱症、失眠、神經衰弱等，而神經系統紊亂又會進一步加劇毒素存積。

最後，想瞭解你體內的毒素堆積到什麼程度嗎？那就來給自己測試一下吧！得分依據為：從來不=0分，有時是=1分，經常是=2分。

1.睡眠品質差、多夢。

2.常熬夜。

3.每天抽煙。

4.每天用電腦3小時以上。

5.平時喜歡吃甜食、零食。

6.每天吃不上3種蔬菜。

7.喜歡吃醃製品。

8.經常忘了喝水。

9.總喜歡點一些炸雞腿、排骨等食品。

測試結果：如果總分為0～6分，表示你有健康理念與意識，可以再多補充一點天然健康食品；如果為7～12分，表示你有毒素累積的危險，要注意小疾病，多吃天然食品；如果為13～18分，說明你要馬上制訂排毒計畫，儘快調整自己的生活作息和飲食習慣。

清潔腸道最好的「植物醫生」——蘆薈

蘆薈是一種草本植物，葉肉質而肥厚，葉緣呈鋸齒狀，從葉中採汁，可以入藥。關於其名字，「蘆」字為黑的意思，「薈」是聚集的意思。蘆薈葉子切口滴落的汁液呈黃褐色，遇空氣氧化就變成了黑色，又凝為一體，所以稱做「蘆薈」。

《本經逢原》、《本草綱目》及《中華本草》等諸多醫典中均闡述了蘆薈神奇的保健功能，概括起來就是其性味苦、寒、無毒，具有潤腸通便，調節人體免疫力，抗腫瘤，保護肝臟，抗胃損傷，抗菌，降低血脂、血糖和血壓，修復組織損傷等作用。我們的腸道內有很多危害健康的垃圾，蘆薈就像一位「植物醫生」，可以幫我們把這些毒素、垃圾清除掉，還我們一個清爽、健康的身體。

在蘆薈的諸多功效中，潤腸通便、養

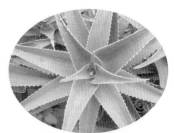

新鮮的蘆薈

顏排毒算是比較普及。事實上，想要利用蘆薈通便排毒，不僅可以在遵醫囑的情況下服用些已製成的蘆薈藥品，還可以自製蘆薈汁飲用。

　　一般來說，人體經過8小時睡眠，消耗了大量的水分和營養，體內存儲的糖原快要消耗殆盡，早晨起床後常處於一種生理性缺水狀態。所以，在開始一天的活動前，最好喝250毫升溫開水，以補充水分，讓腸胃慢慢恢復活力。若在水中加入適量蘆薈粉，沖調成一杯蘆薈汁，可幫助調節腸胃，排毒通便，減少胃潰瘍的發生率，促進細胞修復，助益胃腸健康。

常食蔬果穀物，不讓毒素在我們體內作亂

　　中醫認為體內濕、熱、痰、火、食，積聚成「毒」，是萬病之源；西醫認為人體內脂肪、糖、蛋白質等物質新陳代謝產生的廢物和腸道內食物殘渣腐敗後的產物是體內毒素的主要來源。若經常食用一些能排毒的蔬果穀物，這些毒將無法在我們體內作亂。

　　大家都知道，蔬果穀物是我們生活中非常重要的食物組成。不過，也有很多人不知道，蔬果穀物裡有不少本身具有抗污染、清血液、排毒素的功能，對人體排毒大有裨益。

穀物排毒

　　1.綠豆：味甘，性涼，有清熱、解毒、去火之功效，是中醫常用來解多種食物或藥物中毒的一味中藥。綠豆所含營養物質豐富，常飲綠豆湯能幫助排泄體內毒素，促進人體的正常代謝。許多人在進食油膩、煎炸、熱性的食物之後，很容易出現皮膚瘙癢、暗瘡、痱子等症

狀，這是由於濕毒溢於肌膚所致，綠豆具有強力解毒功效，可以解除多種毒素。現代醫學研究還證實，綠豆既可以降低人體內的膽固醇，又有保肝和抗過敏作用。

2.**燕麥**：能滑腸通便，促使糞便體積變大、水分增加，配合纖維促進腸胃蠕動，發揮通便排毒的作用。將蒸熟的燕麥打成汁當做飲料來喝是不錯的選擇，攪打時可加入其他食材，如蘋果、葡萄乾，既營養又能促進排便。

3.**薏仁**：可促進體內血液循環、水分代謝，發揮利尿消腫的效果，有助於改善水腫型肥胖。薏仁水是不錯的排毒品，直接將薏仁用開水煮爛後，根據個人口味添加少許的糖，是肌膚美白的天然保養品。

4.**小米**：不含麩質，不會刺激腸道壁，屬於比較溫和的纖維質，容易被消化，因此適合搭配進排毒餐中食用。小米粥很適合排毒，有清熱利尿的功效，營養豐富，也有助於美白。

5.**糙米**：保留米糠，有豐富的纖維，具吸水、吸脂作用及相當的飽足感，能整腸利便，有助排毒。每天早餐吃一碗糙米粥或來一杯糙米豆漿是不錯的排毒方法。

6.**紅豆**：能增加腸胃蠕動，減少便秘，促進排尿。可在睡前將紅豆用電鍋燉煮浸泡一段時間，隔天將無糖的紅豆湯水當開水喝，能有效促進排毒。

水果排毒

1.**櫻桃**：能夠為人體去除毒素及不潔體液，同時能促進腎臟的排毒功效，還有通便的功用。

2.**深紫色葡萄**：能幫助腸內黏液清除肝、腸、胃、腎內的垃圾。

3.**蘋果**：含有半乳糖醛酸，對排毒很有幫助，其果膠還能避免食物在腸內腐化。

4.**荔枝**：含有維生素A、B族維生素、維生素C，還含有果膠、游離氨基酸、蛋白質及鐵、磷、鈣等多種營養素。現代醫學研究證明，荔枝有補腎、改善肝功能、促進細胞生成、使皮膚細嫩等作用，是排毒養顏的理想水果。

5.**草莓**：熱量不高，能清潔腸胃道和照顧肝臟。應注意的是，若對阿司匹林過敏或腸胃功能不好的人不宜食用。

膀胱經是身體自帶的排毒經絡

現在，有些人已經認識到毒素對身體的危害，於是想盡一切辦法進行排毒，如去洗腸，甚至洗血。我們且不說這些方法聽起來有多恐怖，很多時候，沒等毒素排完，身體就被折騰得不成樣子。

其實，在我們每個人的身體內部，都有一套屬於自己的排毒系統，只要將它利用好了，毒素也就能夠順利排出體外。在這套排毒系統中，足太陽膀胱經的作用最為明顯。

膀胱經是人體經脈中最長的一條，起於內眼角的晴明穴，止於足小趾尖的至陰穴，交於足少陽腎經，循行經過頭、頸、背部、腿足部，左右對稱，每側67個穴位，共有一條主線、三條分支。正因為如此，膀胱經也就成了人體最大的排毒通道，它無時無刻不在傳輸邪毒。而其他諸如大腸排便、毛孔發汗、腳氣排濕毒、氣管排痰濁，以及涕淚、痘疹、嘔穢等，雖也是排毒的途徑，但都是局部分段而行，最後還是要併歸膀胱經。

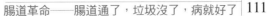
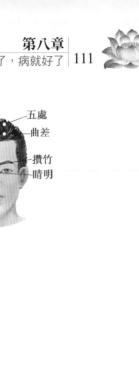
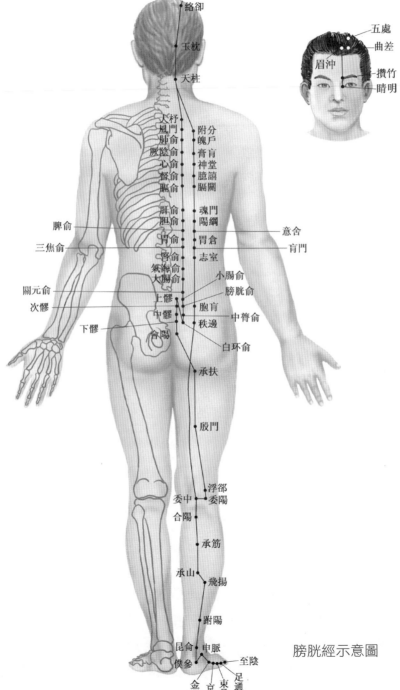

膀胱經示意圖

要想排除體內之毒，膀胱經必須暢通無阻。那麼，有什麼簡單易行的方法可以打通這條經絡呢？我們可以採用從上到下的按摩穴位法來疏通這段經絡。按摩時穴位有痛感表示效果好，通常是越接近足部時痛感越小，所以要反復按摩這條經絡。當用指甲輕掐小腳趾外側的至陰穴，痛如針刺時，膀胱經就算是打通了。要經常按摩，才能保持這條經絡通暢。

刺激膀胱經的最佳時間在下午3～5點，這時是膀胱經當令，即是膀胱經氣血最旺時，此時如果能按摩一下，讓氣血疏通，對人體是很有保健作用的。膀胱經還是一條可以走到腦部的經脈，所以氣血很容易上輸到腦部。因此，這時不論是學習還是工作，效率都是很高的。

膀胱經是人體經脈中最長的一條，也是我們身體裡自帶的一條排毒經絡，將它利用好，毒素也就能夠順利排出體外。

啟動體內排毒系統，為健康保駕護航

皮膚、腎、肺、大腸等器官，共同構成了人體自有的、動態而完善的排毒系統，只要給予它們充分援助，我們的身體自然就會清爽、健康。

1.**皮膚排毒**：皮膚是排毒的主要器官，能反映大腸的健康和清潔狀況。大腸清潔，皮膚自然透明有光澤；皮膚若出現毛病，就表示身體內部有大量的毒素或廢物，無法順著正常排泄管道排除，而被迫從皮膚排出。那麼，如何讓皮膚排毒呢？

排便：吃三餐排便三次會更好，每天排便1～3次成形的大便算是正常的。如果讓大便在腸子裡滯留至第二天，就不好了。

每天至少喝2500毫升的水：人體細胞65%是水分，細胞外也是水，如果沒有足夠的水，細胞就沒辦法正常新陳代謝，出汗、小便都不足以排毒。對健康的人來說，只要平時注意飲食，每天至少喝2500毫升的水，一般都能通過人體自身代謝功能排出毒素。

水療：利用蒸氣浴發汗排毒，也就是利用人體面積最大的皮膚作為出汗排毒的系統。高血壓、心臟病患者也可做蒸氣浴，不過，如果感到恐懼就不要做，因為心理的恐懼會使血壓升高，病情重者反而會越難排汗。

運動：運動出汗排毒，是屬於主動性的，也是最好的方法。不過，運動前後一定要多喝水，借由排尿、排汗來排毒。

按摩：按摩背部淋巴腺也有助於排毒，屬被動式。

2.腎排毒：腎臟是身體進行新陳代謝、排除廢物與毒素、維持體液平衡的重要器官，平時應減少環境或飲食對腎臟的傷害，多吃清淡的天然素食，配合充分休息。一星期中選一天只吃水果或喝水，讓腎臟有充分休息的機會。冬天要避免腰部受寒，常做腳底按摩，或者做做外丹功、氣功等，都能提升腎臟的排毒功能。

3.肺排毒：在森林裡深呼吸，是最佳的肺排毒方法。每天最好做半小時的深呼吸運動，但一定要選擇空氣新鮮的地方。此外，清痰也是肺排毒的重要途徑之一，平時多吃煮爛的銀耳湯，可幫助清痰排肺毒。用葵花子油漱口也有抽痰的作用，如果能配合大腸排毒一起做，效果更好。

4.大腸排毒：大腸是排泄的主要器官，如果大腸排泄不通暢，會造成慢性中毒。平常多吃熟食的人腸子裡往往會積存許多廢物，這些毒素若在腸內一再被吸收，將會嚴重損害人體健康。多吃新鮮的蔬菜

水果、保持適當的運動，對於維護大腸清潔與人體健康非常重要。

簡而言之，體內的毒素越少，人就越健康、越長壽、越不容易得癌症，也越不容易老化。

科學斷食，對身體毒素進行大掃除

如果你已經持續幾天沒排便，如果你早晨發現眼皮浮腫，如果你沒怎麼動就渾身乏力……就說明你身體裡已積存了大量的毒素。此時，不妨試試「斷食排毒」，對身體毒素進行一次大掃除。

在我們日常飲食中，有許多未徹底排出的毒素留在體內，在消化系統方面我們稱之為「宿便」。「宿便」是腸內腐敗的有毒物質，毒性很大，其中部分毒素被腸壁吸收進入肝臟，使肝功能降低，不利於肝的解毒，從而誘發疾病。而且，在循環系統中積存在血管中的脂肪和膽固醇，也是許多疾病的起因。若不將這些致病的廢物、毒素消除，就會影響人的健康。

要讓身體徹底排毒，首推斷食。這種方法除了能將體內的老、病、廢細胞排出體外，還能促使荷爾蒙分泌旺盛，使人體血液循環變得順暢，膚色自然紅潤、光澤。

同時，斷食還能產生自體融解現象，即在不進食的情況下，身體為了存活下去，就會被迫燃燒體內以前庫存的產物，這些都是平常營養過剩積存的物質，如皮下脂肪、不良膽固醇、腫瘤等。中醫認為，氣血不通才會有酸痛，當斷食產生自體融解現象時，身體便可逐漸將這些導致氣血不通的阻礙物融解掉，讓酸、痛、腫、癢的症狀逐漸減輕，甚至消失。需要注意的是，排毒方法應因人而異。這裡討論的斷

食排毒法，適合有以下症狀的人：

1.臉上青春痘不斷滋生。

2.臉色暗淡無光澤、面容憔悴。

3.新舊黑斑長駐臉上，無法消除。

4.有諸多雜症，如頭痛、頭暈、口臭、狐臭、體臭等。

5.身體還算健康，自覺不對勁，卻檢查不出什麼病。

6.全身出現皮膚病，如紅腫、癢、癬、過敏、脂肪瘤等。

7.患慢性胃腸病，如胃痛、潰瘍、便秘、下痢、胃下垂、胃酸過多、消化不良等。

8.患一般成人病，如高血壓、心臟病、糖尿病、腎臟病等因代謝障礙引起的疾病。

9.發現有腫瘤，不論良性或惡性，均應立刻改善飲食，並用安全的斷食法來排除體內毒素，改善癌症體質。

由於現代人生活節奏快，每天都很忙碌，如果一個月能安排一天斷食來定時進行體內大掃除，在時間上比較容易做到，這也就是人們常說的「一日斷食法」。這種方法包括三個階段，即減食階段、斷食階段和復食階段。以三天為一個完整的療程，如星期五「減食」，星期六就要「斷食」，星期日「復食」。

減食階段很容易理解，就是減少食量，吃五分飽即可。

斷食階段可飲用少許果菜汁，但宜慢慢吞嚥（每喝一口，含在口中30秒以上，待果菜汁溫熱後再吞嚥），目的在於刺激口水大量分泌，唾液中含有豐富的蛋白酶、脂肪酶等，對消化胃腸內的積食大有幫助。此外，要禁食所有嗜好品，如煙、酒、咖啡、茶、檳榔、零食等；飲食須清淡，即少油、少鹽、少糖。

復食階段最重要的就是控制食量，只能吃五分飽，切勿過量，而且要細嚼慢嚥（每口食物均要咀嚼20次再吞嚥），才不致引起腸胃不適。

不過，有些人很難堅持做到「一日斷食」，這可能和個人的身體素質有關。所以，在實行「一日斷食」中可以攝取少量的飲食，比如下面的兩種食物：

1.**蜂蜜水**：此斷食法簡便易行，尤其是蜂蜜甘甜可口，備受歡迎。具體做法：每次用30～40克蜂蜜，以350毫升水溶化沖淡後飲用。每日三餐服用。

2.**米湯**：米湯具有一定的營養，可以避免正規斷食引起的全身乏力和精神不安，而且對胃黏膜有一定的保護作用，非常適合胃腸功能虛弱的人。具體做法：先用糙米熬粥，然後將米渣去掉，即成米湯；或者直接使用糙米粉末，熬熟後，不去渣滓，即為米湯。每餐可用糙米25克，喜歡稍稠者可用糙米30克。喝時可加入少量食鹽或糖。每日三餐服用。

在一日斷食法中，必要的輔助相當重要，也就是斷食三個階段，均要做刮舌苔、乾刷與發汗運動。刮舌苔應在早晚刷牙前做一次；乾刷則在洗澡前全身刷一次；發汗運動是指全身關節均能充分高效率運動，使心跳達每分鐘100～120次，讓身體微微發汗最佳。這些功課均有助於促進新陳代謝，加強排毒淨身。

暢便瑜伽，讓腸道更健康

前面講了不少飲食、按摩等有助暢便的「內部功課」，如果能再

結合運動這門「外部功課」，那暢便、排毒將會事半功倍。下面推薦大家一套簡單有效的暢便瑜伽。

髖關節伸展運動——促進便意

挺胸直腰，席地而坐，雙腳併攏，向大腿內側方向拉近；雙手抓住雙腳，儘量讓大腿貼向地面；放下大腿時，吸氣，同時收縮肛門，保持5秒鐘；呼氣，同時慢慢放鬆；反復做此動作10次。通過伸展髖關節，可以刺激腸道蠕動，促進形成便意，並能有效預防痔瘡。

弓式——緩解便秘，消除腹部贅肉

俯臥，雙腿後屈，抬高雙腿，雙手抓住腳踝；呼氣，然後深深吸一口氣，同時抬高上身；抬頭，儘量後仰，向上看，同時抬起雙腿，使膝蓋離開地板，儘量只讓小腹貼住地板，此時，兩膝蓋間最大限度地保持與骨盆平齊；拉緊小腹肌肉，儘量保持此姿勢，然後慢慢呼氣，舒緩身體；休息片刻，重複做3次。

仰臥扭腰式——緩解頑固便秘

仰面平躺，深深吸氣，併攏雙腿，抬至垂直；慢慢呼氣，將併攏的雙腿連同腰部以下右傾，此時頭和眼睛的視線放在相反方向，保持此姿勢5秒鐘；抬高雙腿至垂直時吸氣；反向做同樣動作。向右、向左傾斜時慢慢呼氣，如果將併攏的雙腿左傾、右傾感覺太吃力，可以將雙腿彎曲，必須感覺兩肋和雙腿的肌肉都被拉緊。

V字式——最適合弛緩性便秘

屈膝坐下，雙手放在身後，與肩同寬，支撐上半身；將上半身微微後傾，深吸氣；將雙腿伸直，抬高45度，保持10秒鐘；反復做3次。熟練後，可以同時將雙臂向前伸直，保持水平，效果會更佳。

犁杖式——緩解慢性便秘

　　仰面平躺，雙手放在臀部兩側；吸氣，將兩腿抬至與地面垂直；呼氣，兩腿舉至頭後，腳尖貼地，收緊腹部和大腿前側肌肉；吸氣，將腿收回至垂直狀態；呼氣，輕輕放回地面，重複2～3次。

　　相信經過這番裡應外合，什麼毒素都可以被我們輕鬆「驅逐出境」了。

第九章
心火最傷人──
保持心態平和，方可益壽延年

突如其來的情感刺激會導致「肝腸寸斷」

「肝腸寸斷」這個成語幾乎人人皆知，它出自《世說新語》裡的一個故事，講的是桓溫帶兵入四川，途徑三峽時，有個部下抓住了一隻小猴子，想帶到路上玩。母猴思兒心切，跟著船行駛的方向沿路哀號，一直跑了百多里路還不肯離去，後來跳到船上，卻撞死了。一個士兵破開母猴的肚子一看，裡面的腸子都斷成了一寸寸的小節。桓溫知道後，非常生氣，怒吼道：「你快滾下船去吧，我不要這種部下。」

很多人不解，母猴突然喪子，傷心是一定的，但為什麼會「肝腸寸斷」呢？其實，不只是猴子，人也一樣。突如其來的情感刺激，確實會引起消化道的應激性潰瘍，而「寸斷」的腸子就是消化道潰瘍的極端狀況。

《黃帝內經》有言：「百病生於氣也，怒則氣上，喜則氣緩，悲則氣消，恐則氣下，驚則氣亂，思則氣結。」意思是說：很多疾病都源於我們情志不舒，惱怒時氣要衝上，高興時氣會消緩，悲哀時氣

會耗散，驚恐時氣會紛亂，思慮時氣會鬱結。中醫認為，人共有喜、怒、憂、思、悲、恐、驚七種情志，均是異常的情緒表現，更嚴重的是，這些情志都可能因為不暢而化作心火，影響我們的健康。

例如，驚恐引起上火，我們便會出現心煩意亂、坐立不安、失眠等症狀，這時可以用適量的朱砂安神丸，將因驚嚇而浮越的心神按下去。如果發現這個受驚的人舌頭很紅，特別是舌尖部分，那就是心火旺了，情況嚴重的可以吃牛黃清心，如果受驚沒這麼嚴重，可以用蓮子30克（不去蓮心）、梔子15克（用紗布包紮），加冰糖適量，水煎，吃蓮子喝湯，美味又可去心火。

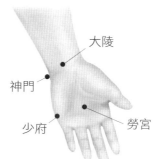

此外，還可通過按摩心包經的勞宮穴（握拳時，中指尖下正對的掌心部位）、心經的少府穴（握拳時，小指正對的掌心位置）、心包經的大陵、心經的神門來瀉心火。

欲望－實力＝上火

關於心火，中醫學教授陳小野給出了一個有趣的公式：欲望－實力＝上火。簡簡單單的三項，把影響心火的因素闡釋得精確到位。當心裡所想（即欲望）超過我們身體所能（實力）時，人就容易上火，且公式中的被減數越大，就表示我們的心火越大。

所謂欲望，就是我們心裡所想的、希望能實現的，如升官、發財、望子成龍、望女成鳳等；所謂實力，就是我們本身所能、自己真

正擁有的本事，如某人的技術水準、學習能力、實踐能力等。人的實力往往是有限的，而人的欲望卻可以無限延展。當一個人的欲望遠遠超出了自己的實力，心裡自然會非常痛苦、憂愁，當然就很容易上火，而且超出越多，火氣往往就越大。

我們都知道，人的實力不可能在瞬間提升，那麼，要如何避免心火呢？從上述公式來看，肯定是需要控制欲望了。讓欲望這個被減數小一點，最好與實力相等，這樣心中所有的「理想」、「願望」等都能實現，人自然就不會上火了。從心理學角度看，有選擇就會引發欲望，選擇越多欲望就越多，當欲望超過了自己的實力，不能達到時就容易上火，容易痛苦。

雖然古代的養生方式多種多樣，但它們的宗旨往往都可歸為一個，就是把欲望降低。例如，佛教講的「四大皆空」，禪定養生要克服外界六塵（色、聲、香、味、觸、法）的誘惑和內心七情六欲的困擾；道教說的「清心寡欲，清靜無為，致虛極，守靜篤」，養生需要「少思、少念、少欲、少事、少語、少笑、少愁、少樂、少喜、少怒、少好、少惡」。中醫認為，「心」是人藏魂魄的地方，是欲望的居所，是人的情感首領，是人之所以為人的關鍵。所以，心不能老動，最好安靜，心一動，肯定五內俱焚，養生一定要保持安靜的心態。現代醫學研究還發現，在各種疾病中，有70%的病屬於身心疾病，和情緒心理有直接關係。

可見，想要心不上火，一定要控制好自己的欲望，做到心態平和，這樣才是真正的養生。

及時宣洩不良情緒，驅散心中的陰霾

　　每個人都會有情緒不好時，若不能及時自我化解，就要尋求「外洩」的方法，找個合適的管道把不良情緒宣洩出來。

　　中醫學認為，「鬱則發之」，排解不良情緒最簡單的方法就是使之「發洩」。例如，一個人悲痛欲絕或委屈萬分時，痛痛快快大哭一場，讓眼淚盡情流出來，就會覺得舒服些，切忌把不良情緒埋在心底。現代研究也發現，因感情變化流出的眼淚中含有兩種神經傳導物質，這兩種傳導物質隨眼淚排出體外後，可緩和悲傷者的緊張情緒，減輕痛苦和消除憂慮。所以痛哭一場比眼淚往肚子裡吞要好得多，客觀來講，哭作為一種發洩方式，雖然不「雅」，卻有其積極作用。

　　一個人遇到不順心的事，受到挫折，甚至遭到不幸，如在失戀、親朋好友去世、生活中發生重大事故、職場或家中有不愉快的事等，即會產生壓力，或心中泛起陣陣愁雲時，若因時間、地點等條件限制，不宜把情緒一下子發洩出來，此時，就可以採取宣散疏導、逐漸發洩的形式。首先要冷靜下來，控制一下自己的情緒，然後找個誠懇、樂觀的知心親友傾訴苦衷，或向親友寫書信訴說苦悶、煩惱。俗話說「旁觀者清」，從親友的開導、勸告、同情和安慰中得到力量和支持，消極的苦悶、憂愁和煩惱之情就會隨之消散。所以，廣交知心朋友，擴大社會交往，建立良好的人際關係，是醫治不良情緒的良藥。另外，在情緒不佳時，可以塗鴉、撰寫文章等方式抒發自己的情感，這也是疏泄不良情緒的有效方法。

　　人們常說吸煙、酗酒、飲食不當會嚴重危害健康，可實際上，情緒不良對人體健康的影響更大。據有關統計指出，健康和長壽有20％

來源於遺傳因素，25％來自周圍環境的影響，5％來自醫療條件，其餘的50％完全掌握在自己手中，也就是自己的精神狀態和選擇的生活方式及生活習慣。所以，以積極的行為方式自我調節，擺脫不良心境的影響，才能讓我們健康、生活幸福。

學會「移情」，讓悲傷的心喘口氣

情緒疏導的方式中，有一種叫做情緒轉移，即通過自我疏導，主觀上改變刺激的意義，從而變不良情緒為積極情緒。

不知道你是否遇到過這樣的情況：一旦遇到煩惱、心情鬱悶時，聽聽音樂、跳跳舞、打打球、游游泳，或者看一部喜劇……總之，根據自己的興趣和愛好，將煩憂的心轉移到自己喜愛的活動上，就能走出苦悶，變得快樂起來。

很多事實證明，自娛自樂的活動確實可以舒體寬懷、消憂排愁、怡養心神，有益於人的身心健康。中國古代有「女子傷春，男子悲秋」的說法，關於這兩句話的原意有兩種解釋，一種是：「女子見春天到來，又一年過去，自己的青春隨著時間流逝，所以會覺得傷感；而男子看秋天已至，感懷時光不再，身體一年不如一年，因此覺得悲傷。」另一種解釋是：「女子見春天衰萎的落花，傷感自己的容顏隨時間老去，美麗不再；男子見秋天落葉凋零，感慨自己功業不成，短短人生就要如落葉一樣結束。」這兩句發展到現在已經簡化成了傷春悲秋，是指一個人很敏感，就像林黛玉那樣，看到花落水流、樹木凋零都會傷心。

從中醫角度來看，肺主悲，悲傷過度就會傷肺，而且情志病很

難用藥治癒。因此，古人採取了生活對治的方法。男子悲秋，故秋天時徵兵，到邊關打仗，讓男子有建功立業的機會和豪情；或給男子訂婚，平息他不滿的精氣，讓喜氣沖淡了男子的悲傷情緒，冬天辦喜事，第二年春天女孩就差不多懷孕了，將要為人母的喜悅也會使傷春之情消失殆盡。這樣就用生活對治法治好了男女的情志病。

如今，雖然古代的對治法不太適用了，但這也啟發我們情志病不一定要用藥，可以通過轉移患者注意力來達到治療的目的。

面對現代快節奏的緊張生活，用音樂來緩解壓力已經成了一種風靡世界的保健、治療方法。您可以選擇與當時心情相吻合的音樂，目的是促使其產生所謂的「知音現象」。而對付一般性的情緒緊張，欣賞節奏舒緩的「悲樂」比欣賞輕音樂來得有效。此療法一般30日為一療程，每日2～3次，每次一小時左右。同時，聽音樂應儘量選擇優雅靜謐的環境，空氣流通，最好配有調節心理和養神情調的色彩和花香。需要注意的是，在空腹時不要聽進行曲，在生氣時不宜聽搖滾樂。

除了音樂，下棋也是一種很好的移情方式。不少人患有慢性病，如高血壓、心臟病等，不宜進行激烈的運動，需要安心靜養，或動靜結合。下棋只需一桌數凳，開時開合，氣平心靜，謀定而動，成竹在胸，談笑之間分出高下，性情從中得以陶冶。且經常下棋，能鍛煉思維、保持智力、防止腦細胞衰老，不過，在下棋過程中，不要計較輸贏，若將勝負看得過重，反而會導致心情鬱結，氣血不暢，勞神傷身；更忌以棋為賭，由小賭小鬧到大賭大鬧，不可收拾。

此外，書法、繪畫、運動、旅遊等也是不錯的移情方式，該選擇哪種方式，就要視自己的情況而定了。

流通肺氣，助心火驅風寒

有位朋友的太太，每到冬季總是在凌晨三四點燥熱出汗，白天卻畏寒怕冷，出門穿得嚴嚴實實仍感覺凍得不得了。後來去看中醫，被診斷為風寒束表，心火內盛，典型的「冰包火」。醫生說，發病原因主要是肺氣不足，無力助心火以驅散風寒。

朋友對醫生的診斷不是非常理解，希望我能給他解釋一下。其實，依我看，那位醫生的診斷是非常有道理的。中醫認為，肺司呼吸，氣體從鼻進出，所謂「肺開竅於鼻」；氣體又經過喉，能發出聲音，也與肺有關係。「肺氣宜肅降」，是說肺內需保持清肅，不受痰熱等因素阻礙；肺氣必須適當下降，當腎氣接納，上下交流，呼吸才能正常，體內水道才能通暢。同時，肺主輸血液和水分，心主血脈，肺主氣，氣行血行，肺氣有協助心臟推動血行的作用。而水液進入人體，先由脾運化到肺，再由肺輸送到全身。所以，肺氣與人體健康有很大的關係。

咳嗽、咳痰、氣喘等，都是肺氣上逆的症狀。咯血為肺熱、肺（陰）虛或肺絡受傷的表現；鼻塞流涕、鼻出血等都應從肺考慮；喉癢、聲沙啞或喉鳴等也應從肺考慮；眼瞼或面部浮腫，手足四肢腫，也可能是由於肺氣壅塞不能通調水道引起。

肺氣要是不足，人便會生病。那麼，如何能夠暢通肺氣呢？以下介紹兩種比較簡單的方法給大家。

1.摩喉護肺法：端坐，仰頭，頸部伸直，用手沿咽喉部向下按摩，直到胸部。雙手交替按摩，30次為1遍，可連續做2～3遍。此法利咽喉，有止咳化痰功效。

2.摩鼻護肺法：將兩手拇指外側相互摩擦，有熱感後，用拇指外側沿鼻樑、鼻翼兩側上下按摩60次；然後按摩鼻翼兩側的迎香穴20次，每天1～2遍。經常摩鼻能有效預防傷風感冒，對體質差、冷空氣過敏的人非常有效。

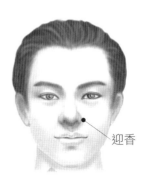

迎香

解煩悶、去心火，苦瓜是良藥

由於心為君主之官，心火又稱君火，這一點朱丹溪在「相火論中」也有提到：「火有君、相之分。」心對於人體，如同君主在國中處於主宰地位，心火也是如此，統領著其他各臟器的火。如果心火保持在正常範圍內，那麼臟腑就會順安，人體陰陽平衡、身體健康；如果心火過旺，那麼相火也就不再聽從指揮，便會妄動，致人的精氣易耗易損，疾病也就接踵而至。在此，向大家推薦苦瓜這一解悶、去心火的良藥。

苦瓜容易種植，是家庭餐桌上的常見菜，特別是長壽老人們，許多都喜食苦瓜。《隨息居飲食譜》記載：「苦瓜青則苦寒，滌熱、明目、清心。可醬可醃，鮮時燒肉先瀹去苦味，雖盛夏肉汁能凝，中寒者勿食。熟則色赤，味甘性平，養血滋甘，潤脾補腎。」說明苦瓜不僅營養豐富，還具有除邪熱、解勞乏、清心明目的功效，經常食用可以去心火，增強人體免疫力。

苦瓜可烹調成多種美味菜肴，作佐料或單獨入肴，一經炒、燉、蒸、煮，就成了風味各異的佳餚。如把苦瓜橫切成圈，釀以肉糜，用蒜頭、豆豉同煮，鮮脆清香。中國菜中苦瓜名菜不少，如青椒炒苦

瓜、醬燒苦瓜、乾煸苦瓜、苦瓜燒肉、
泡酸苦瓜、苦瓜燉牛肉、苦瓜燉黃魚
等，都色美味鮮，有生津醒腦、去除心
火的作用。此外，朱丹溪有言：「蓋相
火藏於肝腎陰分，君火不妄動，相火惟
稟命守位而已，焉有燔灼之虐焰，飛走
之狂勢也哉！」因此，要防止相火妄
動，還要「正心、收心、養心」，保持
精神安靜內守。

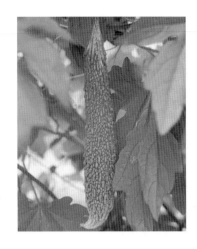

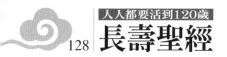

第四篇

天人合一，養生至境
——順時而行，可與天地同壽

　　古人云：「順天者昌，逆天者亡。」人是天地間非常渺小的一分子，只有順天應時、與自然同步，才能頤養天年，獲得長壽。反之，如果不遵守自然規律、逆天而行，則會傷精泄元，壽命縮短。因此，養生長壽之要在於順天地而行，應時節而變。

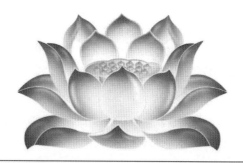

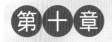

養生的最高境界是順時而養

季節更替，更要注意保養腿腳

　　人體背部有人體全部的背腧穴，還有各個臟腑的反射區，是內外環境的通道，也是最易受到外邪侵襲的部位，所以季節交替一定要注意背部保暖。至於方法，很簡單，只要穿上一件貼身的棉或皮毛背心就行了。而這時除了背部不適，還容易腿疼、腿寒，尤其是老年人，體質差的症狀更明顯。對此，不少歷代醫家和現代專家給出了一些養護腿腳的好方法，這裡與大家一起分享。

　　對付「老寒腿」等常見毛病，推薦以下四種方法：

　　1.**掌揉腿肚**：以兩手掌緊挾小腿肚子旋轉揉動，每側揉動20～30次，兩腿交換6遍，可疏通血脈，加強腿部力量。

　　2.**乾洗腿**：用雙手先緊抱一側大腿根，稍用力從大腿向下按摩，一直到足踝，後再從足踝往回摩擦至大腿根；再用同樣的方法摩擦另一條腿，重複10～20次。

　　3.**搓腳心**：將雙手掌搓熱，然後用兩手掌搓兩腳心，各100次。對足部麻木水腫、萎縮酸疼等症有很好的療效。

　　4.**原地甩腿**：一手扶樹或扶牆，先向前甩動小腿，使腳尖向前向

上抬起，然後向後甩動，將腳尖用力向後，腳面繃直，腿亦伸直。兩腿輪換甩動，每次做80～100次為宜。

要保護雙腳，下面三種是簡單有效的方法：

1.腳尖原地跑步：用兩腳腳尖輕輕地交替、有節奏地原地跑步，以每分鐘140～170次為佳，能改變情緒，集中精力，增強記憶力。

2.熱水泡腳兼按摩：每晚臨睡前，備一盆熱水，水溫40℃左右為宜，泡洗雙腳，水稍涼後續添熱水保持溫度，每次泡洗20分鐘以上。泡完腳後，用手掌搓摩腳心，然後再按摩腳背，牽拉每個腳趾。這樣做既可消除疲勞、促進血液循環、提高睡眠品質，又可使腳趾筋膜更堅韌有力，防病治病。

3.倒行：每當久坐或感覺勞累時，可慢慢地在室內或庭院中倒走數十分鐘。可以促進跟腱、足掌等部位的血液循環，且有利於腰腎保健。

此外，在季節交替時，由於會有比較明顯的環境變化，所以還要注意心理調節，保持健康、平和的心態，以防不良情緒傷身。

飲食合時，才能得到最好的營養

中醫自古講究「天人合一」，食物的選擇不僅因個人體質而異，也與自然界的季節氣候有著很大的關聯。「因時養生」不僅是中醫養生學的一條重要原則，也是提高人體免疫力的重要原則。無論什麼食物，只有到了它的時令才生長得最為飽滿、最有營養；而通過一些栽培技術得到的反季食物，只有其形而無其神。正如《黃帝內經》所言：「智者之養生也，必須順四時而避寒暑。」

　　我們的飲食要順應四時自然變化，才能達到養護身體、保持身體健康的目的。天氣乾燥容易傷腎臟，天氣偏熱容易傷心肺，多風和大風天氣容易傷肝臟，寒濕或濕熱天氣則易傷脾胃。人的飲食起居在不同的天氣、氣候條件下，也必須有所差異。《飲膳正要》記載：「春氣溫，宜食麥以涼之；夏氣熱，宜食菽以寒之；秋氣爽，宜食麻以潤其燥；冬氣寒，宜食黍以熱性治其寒。」講的就是根據不同季節攝取不同食物的道理。

春季：濕潤偏熱性食物，以健脾補氣

　　春暖花開，萬象更新，氣候宜人，空氣中相對濕度高於60％，氣溫在20℃～32℃。在這種天氣下，人體的新陳代謝較為活躍，很適宜食用蔥、麥、棗、花生等食品。古人還認為：春發散，宜食酸以收斂，所以春季要注意用酸調味。

　　較清淡溫和且扶助正氣、補益元氣的食物是春季食補上上之選。如偏於氣虛的，可多吃一些健脾益氣的食物，如米粥、紅薯、山藥、馬鈴薯、雞蛋、花生、芝麻、大棗、栗子、蜂蜜、牛奶等；偏於氣陰的，可多吃一些益氣養陰的食物，如胡蘿蔔、豆芽、豆腐、蓮藕、荸薺、百合、銀耳、蘑菇等。另外，春季還要吃些低脂肪、高維生素、高礦物質的食物，如新鮮薺菜、油菜、芹菜、菠菜、枸杞頭、香椿頭等，這對在冬季過食膏粱厚味、近火重裘所致內熱偏亢者，可有清熱解毒、涼血明目、通利二便、醒脾開胃等功效。

夏季：清淡滋陰性食物，以應對高溫高濕

　　炎熱的夏季，人體能量消耗極大。空氣中相對濕度高於70％，氣溫高於32℃的濕熱交蒸氣候，使得人們食欲普遍下降，消化能力減弱。飲食應側重滋陰、消暑、化食，以清淡爽口又能刺激食欲的飲食

為主，注意食物色、香、味的協調搭配，以增加食欲。還可多食各種涼拌蔬菜，並多吃瓜類水果、喝涼茶、酸梅湯等，但也不要過食生冷食品，以免損傷脾胃。

秋季：乾燥偏寒性食物，以生津潤燥

秋高氣爽，空氣中相對濕度40％，氣溫在20℃左右，氣候宜人。但深秋季節，「燥邪」易犯肺傷津，引起咽乾、鼻燥、聲嘶、膚澀等燥症。「燥則潤之」，宜少食辣椒、大蔥、白酒等燥烈食品；多吃濕潤溫熱性質的食品，如芝麻、糯米、蘿蔔、百合、豆腐、芋頭、銀耳、鴨肉、梨、柿、香蕉、蘋果等，多飲些蜂蜜水、淡茶、菜湯、豆漿、蓮子湯等，以潤肺生津、養陰清燥。進補時遵循「補而不峻」、「防燥不膩」的原則。

冬季：滋補養陽性食物，以應對乾燥寒冷天氣

冬天寒冷來襲，陰盛陽衰，空氣中相對濕度40％，氣溫在10℃左右。冬季食補要「三九補一冬，來年無病痛」，這樣有利於促進人體的新陳代謝，改善「畏寒」的現象。宜多吃一些熱量較高的食物，注意養陽，「虛則補之，寒則溫之。」《千金翼方》記載：「秋冬間，暖裡腹。」冬天多食蛋禽類、肉類等熱量多的食品，也必須注意飲食平衡，多食蔬菜，還要適當吃一些「熱性水果」，如柑橘、荔枝、山楂，並且喝些藥酒、黃酒等。

飲食是健康的要素，季節氣候是飲食的要素。要想贏得健康，要注意合理飲食，隨四季擇食而療，方能護佑身體健康。

春養肝，夏護心，秋潤肺，冬補腎

在古人看來，春夏秋冬各有其對應的臟器。春天屬木，與肝相應；夏天屬火，與心相應；秋天與肺相應；冬季與腎相應。養生，就要懂得在不同的季節照護相對應的臟器，這樣才能把疾病擋在門外，歲歲平安。

1.春養肝：春季與肝臟相對應，肝屬木，喜條達，與春令升發之陽氣相對應。所以，春季養生宜順應陽氣自然升發舒暢的特點，以養肝為要務。首先應注重精神調攝，保持心情舒暢，切忌憤然惱怒；其次是注意增強運動鍛鍊，多到戶外呼吸新鮮空氣。在飲食保養方面，宜多吃一些溫補陽氣的食物，例如，蔥、蒜、韭菜是益肝養陽的佳品；菠菜舒肝養血，宜常吃；大棗性平味甘，養肝健脾，春天可多吃。春季除保肝外，還要注意補充微量元素硒，可多吃富含硒的食物，如海魚、海蝦、牛肉、鵪鶉蛋、芝麻、杏仁、枸杞子等，以提高人體的免疫功能。

有些人在春季容易抽筋、腹瀉，這叫「肝旺脾虛」。五行中肝屬木、脾屬土，兩者是相剋的關係。肝氣過旺，氣血過多地流注於肝經，脾經就會相對顯得虛弱，脾主血，負責運送血液至周身，脾虛必生血不足，運血無力，造成以上諸般症狀。這時可服用紅棗山藥薏米粥以健脾養血，脾血一足，肝脾之間便平和無偏了。

2.夏養心：《黃帝內經》記載：「心者生命之本……為陽中之太陽，應於夏氣。」一年四季中，夏天屬火，火氣通於心，火性為陽，陽主動。加之心為火臟，兩火相逢，所以心神易受擾動而不安，出現心神不寧，引起心煩；心煩就會使心跳加快，心跳加快就會加重心的

負擔，就不利於養心。所以，夏天首先要心靜，靜則生陰，陰陽協調，才能保養心臟。

3.秋養肺： 五行之中，肺臟屬金，旺於秋季。因肺喜清肅濡潤，主呼吸與大氣相通，外合皮毛，與大腸相表裡，故燥邪最易傷肺，引起咳嗽或乾咳無痰、口舌乾燥、皮膚乾燥、便秘等症。因此，秋季養生應注意護陰潤燥，以養肺為先。

在飲食上要少吃一些辛辣的食物，多吃一些酸性食品以及新鮮蔬菜等。另外，南朝醫藥學家陶弘景提出「延年六字訣」中的「咽字功法」，可收定金潤肺之功。具體方法是：兩足分開，寬與肩等，雙手高舉過頭，然後邁出左腳，足尖點地向前走一步；挺胸，雙手向後一揚即吸氣。注意用鼻吸氣，用意將氣送至丹田，再將氣緩緩從口呼出；呼氣時念「咽」字，或默念或輕聲。此法每日做18次，長久堅持下去，可有清肅肺金，調護和強健肺氣的功效。

4.冬養腎： 冬季是自然界萬物閉藏的季節，人體的陽氣也要潛藏於內。由於陽氣的閉藏，人體新陳代謝水準相應降低，因而需要生命的原動力「腎」來發揮作用，以使生命活動適應自然界的變化。人體能量和熱量總來源於腎，也就是人們常說的「火力」。「火力旺」說明腎臟機能強，生命力也強；反之，生命力就弱。冬天，腎臟機能正常可調節人體適應嚴冬的變化，否則將會導致心臟代謝失調而發病。冬季養生的重點是「防寒養腎」，因此應早睡晚起，穿貼身而暖和的衣物，多呼吸新鮮空氣，多曬曬太陽，多吃一些燉羊肉、雞湯等能夠溫腎、補腎的熱食，以升高體溫，補充人體的能量和營養。

夏天一碗綠豆湯，解毒去暑賽仙方

　　夏季，人體內的陽氣最旺，這時候由於天氣炎熱，人們往往會吃很多寒涼的東西，易損傷陽氣。民間廣為流傳「夏天一碗綠豆湯，解毒去暑賽仙方」的諺語，這告訴我們，在酷熱難耐的夏天喝一碗綠豆湯，便可清熱解毒，健康避暑。而綠豆雖性寒，可清熱解暑，同時有養腸胃、補益元氣的功效，是夏天的濟世良穀。

　　中醫認為，綠豆性味甘寒，入心、胃經，具有清熱解毒、消暑利尿之功效。《本草綱目》記載：綠豆消腫下氣，治寒熱，止瀉痢，利小便，除脹滿，厚實腸胃，補益元氣，調和五臟，安精神，去浮風，潤皮膚，解金石、砒霜、草木等一切毒。現代研究認為，綠豆中所含蛋白質、磷脂均有興奮神經、增進食慾的功能，為人體許多重要臟器增加營養所必需；綠豆中的多糖成分能增強血清脂蛋白酶的活性，使脂蛋白中甘油三酯水解，達到降血脂的療效，從而可防治冠心病、心絞痛；綠豆中還含有一種球蛋白和多糖，能促進動物體內膽固醇在肝臟中分解成膽酸，加速膽汁中膽鹽分泌並降低小腸對膽固醇的吸收；綠豆對葡萄球菌以及某些病毒有抑制作用，能清熱解毒；綠豆含有豐富的胰蛋白酶抑制劑，可保護肝臟，減少蛋白分解，從而保護腎臟。

　　不過，雖然綠豆有諸多好處，還是要提醒大家，體質虛弱的人不要多喝綠豆湯。從中醫的角度看，寒症的人也不要多喝。另外，由於綠豆具有解毒的功效，所以正在吃中藥的人也不要多喝。最後，向大家介紹兩款綠豆食譜：

綠豆排骨湯

材料：排骨350克，紅棗、綠豆各50克，薑10克，清水1200克，鹽5克，雞精3克，糖1克。

做法：排骨入水汆燙，紅棗洗淨，薑切片，綠豆洗淨待用；洗淨鍋上火，放入清水、排骨、薑片、綠豆、紅棗，大火燒開，轉中火煲45分鐘調味即成。

功效：補血、養心、安神。

綠豆薏米粥

材料：綠豆、薏仁各20克，冰糖適量。

做法：薏仁及綠豆洗淨後，用清水浸泡隔夜；薏仁加3杯水放入鍋內，大火煮沸後，改用小火煮半小時，再放入綠豆煮至熟爛；加入冰糖調味即可。

功效：清熱補肺、消暑利水、美白潤膚。

秋季滋陰潤燥，麥冬、百合少不了

由於夏天出汗過多，體液損耗較大，身體各組織都會感覺缺水，人在秋季就容易出現口乾舌燥、便秘、皮膚乾燥等病症，也就是我們常說的「秋燥」。

《本草綱目》說，麥冬可養陰生津、潤肺清心，適用於肺燥乾咳、津傷口渴、心煩失眠、內熱消渴及腸燥便秘等；而百合入肺經，補肺陰，清肺熱，潤肺燥而止，對「肺臟熱，煩悶咳嗽」有效。所以，要防止秋燥，用麥冬和百合最適宜。至於如何用麥冬和百合來滋

陰潤燥，還有一些小竅門。

西洋參麥冬茶

秋季需要護氣，尤其是肺氣和心氣，如平時應儘量少說話。不過那樣也只能減少氣的消耗，真正需要的是補氣，而補氣佳品非此莫屬。

材料：西洋參、麥冬各10克。

做法：泡水，代茶飲，每天1次。

蜜蒸百合

秋天多風少雨，氣候乾燥，皮膚更需要保養，多食百合有滋補、養顏、護膚的作用。但百合因甘寒質潤，凡風寒咳嗽、大便溏泄、脾胃虛弱者忌用。《本草綱目》中記載了這樣一個潤肺的方子。

材料：百合、蜂蜜適量。

做法：用新百合四兩，加蜜蒸軟，時時含一片吞津。

除此之外，預防秋燥，補水同樣重要，還要多吃滋陰潤燥的食物，如梨、糯米、蜂蜜等；常吃些酸性食物，如山楂、秋梨膏、柚子等，具有收斂、補肺的功能。儘量不要吃辛辣食物。

再者，秋季人體內陽氣順應自然界的變化，開始收斂，故不宜添加過多的衣服。然而，深秋時天氣變冷，應加衣以預防感冒。此時，運動也是一個不錯的方法，如打羽毛球、爬山、慢跑、散步、打籃球、登山等。還有一種非常簡便的方法：晨起閉目，採取坐勢，叩齒36次；舌在口中攪拌，口中液滿後，分3次嚥下；在意念的作用下把津液送到丹田，進行腹式呼吸，用鼻吸氣，舌舔上顎，用口呼氣。連續做10次。

寒冬潛陽理氣，就找大白菜

大白菜是冬季上市最主要的蔬菜種類，有「菜中之王」的美稱。由於大白菜營養豐富，味道清鮮適口，做法多種，又耐貯藏，所以是人們常年食用的蔬菜。但為什麼冬天是人們吃大白菜最多時呢？因為冬季天氣寒冷，人體的陽氣處於潛藏的狀態，需要食用一些具滋陰潛陽理氣功效的食物，於是大白菜就成了這個季節的寵兒。

千萬別小看價格低廉的大白菜，其營養價值可是很高。它含蛋白質、脂肪、膳食纖維、水分、鉀、鈉、鈣、鎂、鐵、錳、鋅、銅、磷、硒、胡蘿蔔素、尼克酸、維生素等多種營養成分，對人體有很好的保健作用，且由於含熱量低，還是肥胖病及糖尿病患者很好的輔助食品；其含有的微量元素鉬，能阻斷亞硝胺等致癌物質在人體內生成，是很好的防癌佳品。

中醫認為，大白菜味甘，性平，有養胃利水、解熱除煩之功效，可用於治療感冒、發燒口渴、支氣管炎、咳嗽、食積、便秘、小便不利、凍瘡、潰瘍出血、酒毒、熱瘡等。《本草綱目》中說大白菜「甘渴無毒，利腸胃」，大白菜同時還是一款美容佳蔬，其豐富的維生素E是脂質抗氧化劑，能夠抑制過氧化脂質的形成。因此皮膚出現色素沉著、老年斑，就是由於過氧化脂質增多造成的，所以，常吃大白菜能防止過氧化脂質引起的皮膚色素沉著，抗皮膚衰老，減緩老年斑出現。不過需要注意的是，白菜在涼拌和燉菜時最好與蘿蔔分開來，不要混雜在一起，那樣可能會產生一些相互破壞營養成分的不利影響，而患慢性胃炎和潰瘍病的人，應少吃大白菜。

有許多人把大白菜醃製成酸菜，對此專家提醒，經常吃酸菜對健

康不利，特別是大白菜在醃製9天時，是亞硝酸鹽含量最高時，因此醃製白菜至少要15天以後再食用，以免造成亞硝酸鹽中毒。也有些人喜歡燉大白菜，實際上各種蔬菜都是急火快炒較有營養，燉的過程中各種營養素，尤其是維生素C的含量會損失較多。最後，向大家推薦一款蝦米白菜湯，它具有排毒養顏、預防感冒的功效。

蝦米白菜湯

材料：白菜心250克，蝦米30克，高湯500克，火腿6克，水發冬菇兩個，精鹽3克，味精2克，雞油6克。

做法：將白菜心切成長條，用沸水稍燙，撈出控淨水；蝦米用溫水泡片刻；火腿切成長條片，把冬菇摘洗淨，擠乾水後，切成兩半；湯鍋內加高湯、火腿、冬菇、蝦米、白菜條、精鹽燒開，撇去浮沫，待白菜爛時加味精，淋上雞油即成。

春天，用心體會大自然的生機

每當春分過後，很多人喜歡到郊外踏青。其實，從養生角度看，春遊是人們融入大自然的最好方式。春雷一響，驚醒了沉睡一個冬天的萬事萬物，大地甦醒，草木萌發，人體也在這時萌發新的生機。過了春分，到了清明和穀雨，草木已經舒展開來，花也開了，風也暖了，到處生機勃勃，這時候我們也該舒展心情、舒活筋骨了，到鳥語花香的地方，漫步其中，與大自然交流資訊。

要知道，花是植物生機在封藏了一個冬天後的集中噴發，只有開花才能結果，其中孕育著果實，更孕育著生機。看到盛開的鮮花、盎

然的草木，要以喜悅的心情和它們多交流，細細體會它們的生機。將灼灼其華的繁盛景象映入腦海，將沁人的馨香植入心田，這樣你就攝取了它們的生機，也讓自己更加富有生機。

我們常看到成群結隊的老年人去春遊，登山望景、觀鳥賞花，事實上，這是一種非常自然的養生方式。人之所以區別於其他生物，就在於我們擁有能夠與自然交流和溝通的心靈世界。倘若你對生機這樣一個看似抽象的東西根本不相信，在生活中不去主動攝取、領受，那麼生機自然無法與你接近，你當然就體會不到，慢慢也會令自己沒了生機。

《黃帝內經 靈樞》中有一篇《九宮八風》，說的是風有八向，從西北方吹來的風叫折風，折便是折殺消損之意，而從東方吹來的風叫嬰兒風，我們都知道，嬰兒是人生命的起點，是生長最快的階段之一，所以嬰兒風與生長育化相關，這種風就像信使一樣，將種子傳播到四面八方，幫助自然界諸多植物的繁衍生殖。可見，風實乃化育萬物的重要因素之一，所以感受春的氣息，莫過於沐浴一下如酒醉人的春風了。那動人心弦的春風，不僅是自然萬物之間的媒介，也是人類與自然萬物的媒介，在春風裡，我們與自然萬物交換著生命的資訊。

所以，在百草萌生的春季，你應該主動去親近自然，舒展身心，捕捉住縷縷生機，將這份欣欣向榮植入心田，作為滋養五臟六腑的營養。中國提倡的「天人合一」，其實就是將自己與天地萬物融為一體，用我們的心靈去感受自然界的各種聲色氣味，於是，春遊便不僅是舒活筋骨的簡單活動，更是我們用心體會自然生機，與大自然交流的一種有效方式。

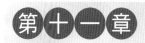

第十一章
十二時辰養生法則

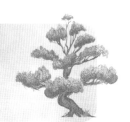

子時：上床就寢，養護膽氣

熬夜的朋友大多有這樣的體會，晚上8-9點鐘時很睏，但11點後便清醒了。這是因為夜裡11點到凌晨1點，也就是子時，是體內陽氣開始生發時，生機已起。既然如此，我們是不是應該在這時努力工作、娛樂一下或吃頓宵夜呢？從養生角度，答案是否定的！

《黃帝內經》有言：「凡十一臟取決於膽。」就是說，人體11個臟器都取決於膽，取決於膽氣的生發，如果膽氣能生發起來，人體就會很好，所以一定要讓膽氣生發起來並把它養好。那麼，具體如何保養這些生機呢？

身體經過白天的忙碌，到子時已不能承受過度的負荷，所以應該放鬆心情進入夢鄉。如果這時不入睡，長期下來其他臟腑就會「抗議」，甚至「罷工」，到那時就算亡羊補牢也有些晚了，因為臟腑已經「亡」了。

一些老中醫主張在冬至這天喝羊肉湯來養陽，這是因為羊肉是助生發的東西。中醫認為，子時對應著冬至那天，一般來說，冬至的前一天陰氣最盛，因此要在飲食上進行調養。把這一點生機養好了，做

事都順當，否則「一春損，
度損」。

　　同時，子時是膽經當令要改善肝膽功能，最簡單的法就是經常鍛煉膽經。每天膽經300下，膽經順暢了，所有的憂慮、恐懼、猶豫不等都隨著膽經的通暢排解去，肝膽也必定會日益強壯去除無謂的損耗。另外，膽上有很多特效穴位：陽陵治兩肋疼痛，光明穴可治老眼，懸鐘治落枕，風市可治種皮膚癢疹。膽經上的穴位感明顯而強烈，如能善加用，都有極好的效果。

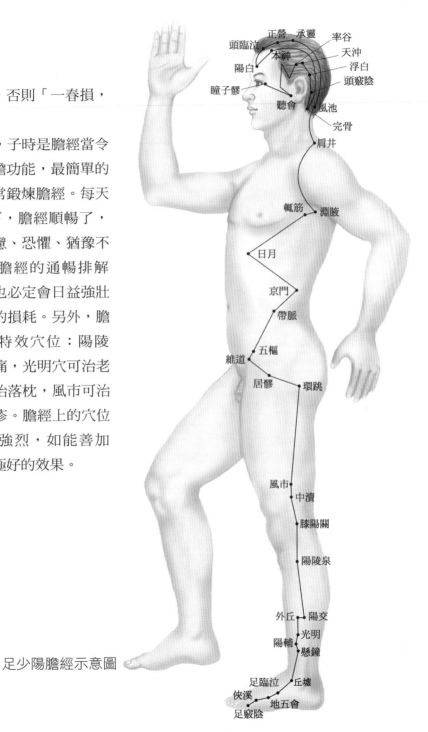

足少陽膽經示意圖

丑時：養肝吉時，熟睡為宜

凌晨1點到3點，即丑時，是肝經當令，也是肝臟排毒最旺盛的時期，此時若不讓身體進入睡眠狀態，肝臟就無法完成代謝廢物的任務，健康、養生、長壽均無從談起。

丑時的生發之氣雖然大，但是不能只升不降，要想有更大的作為，必須有所約束收斂。那麼，如何使肝氣暢通，讓人體氣機生發呢？答案就是要配合肝經的工作。具體做法就是睡覺，從而使肝氣很好地生發起來。

另外一個養肝氣的方法就是按摩肝經，但我們又不可能在凌晨1到3點起來按摩肝經，怎麼辦呢？可以在晚上7到9點時按摩心包經，因為心包經和肝經屬於同名經，所以在這一階段按摩心包經也能有刺激肝經的作用。

雖然睡覺養肝是再簡單不過的事，但是對很多經常應酬的人來說，這時候可能正在興頭上，一筆生意就要談成了，精神正處於很興奮的狀態，根本不可能睡覺，而這就給脂肪肝、B肝等疾病造就了「舒適的溫床」。因此，要想把肝臟養好，丑時一定要睡覺。

寅時：以靜制動，深度睡眠

凌晨3點到5點，即寅時，是正月真正的開始，就是我們一年的開始，對應到人體，寅時是肺經當令。人體的氣機都是講順其自然的，都是從肺經開始的，這個時候是陽氣的開端，是人從靜變為動的一個開始，也就是轉化的過程，所以需要有個深度的睡眠。

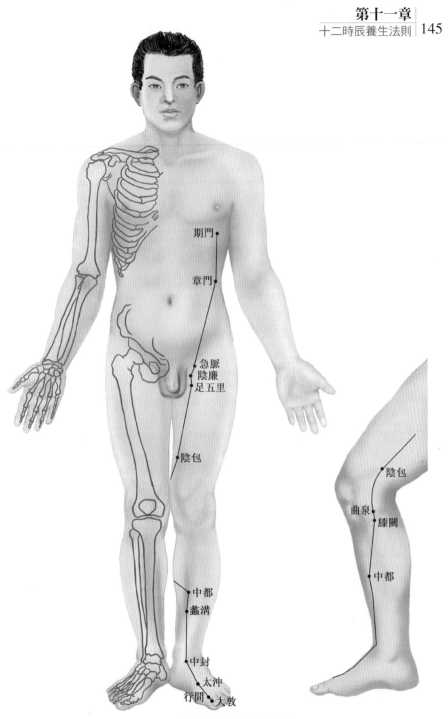

期門
章門
急脈
陰廉
足五里
陰包
中都
蠡溝
中封
太沖
行間　大敦

陰包
曲泉　膝關
中都

足厥陰肝經示意圖

有些老人到這時容易早醒，實際上是氣血能量已經不夠了。如果這時候醒來小便的話，代表老人比較虛；如果這時候醒來，同時是大汗淋漓的話，就要高度注意了，可能因為氣血不足導致心臟病發生，這也是為什麼凌晨3-4點心臟病人容易出現死亡的原因。

《黃帝內經》認為，春天時人要散步，但要慢慢散步，讓生發之機慢慢起來，不要一下子就起來。就是說，第一要緩緩地生發，第二要精神放鬆。所以在此提醒大家，如果老人心臟功能不太好的話不提倡早鍛煉，有心臟病的人一定要晚點起床，同時要慢慢地起床，而且不要早上鍛煉。晚上是一片陰霾之氣，可以活躍一下，而早晨是陽氣生發時，順其生發就好了。

在中醫裡，肺為「相傳之官」，一日之中，寅時身體各部分對血、氣的需求量都開始增加，這時肺這個「相傳之官」就一定要擔當起均衡天下（身體）的職責，一旦「宣發」、「肅降」失職，後果往往很嚴重。因此，在寅時一定要讓自己有個深度的睡眠。

卯時：積極起床，排出糟粕

早上5點至7點，也就是卯時，是大腸經值班，這時候天基本亮了，天門開了，故該起床了。而且，這時候代表地戶開，又叫肛門要開，所以我們也應該正常地排便，把垃圾毒素排出來。

中醫講究表裡，所謂表裡，就是一陰一陽的組合，大腸與肺相表裡，肺氣足了才有大便。肺是陰，主內；大腸是陽，主外。打個比方，人在排便時，通常會有個習慣性的動作：憋氣，這是因為肺是主氣的，這時要憋一口氣，然後大便才下來。所以，如果生病了

去找中醫，醫生首先都會問二便（大、小便）。千萬別大意，因為，這是一個很重要的情況，問排便就是要知道你心肺功能如何，如果心血旺的話，那麼大便是成形的，而且是很粗的。所以，小孩的大便和老人的大便不一樣，小孩的大便又粗又大又長，可是到年老時都拉得特別細，說明心肺功能差了，這就叫肺與大腸相表裡。心肺功能好的話，大便功能就好。卯時起床後，最好先空腹喝一杯涼開水，刺激大腸，有利於晨便，這樣才能排出體內垃圾，減少大便中毒素對身體的毒害。

大腸經有一個很重要的功能，就是「津」，所謂「津」，是往外滲透的力量。津的力量過強時就會便秘，津的力量特別弱時就會拉稀。而津力量的強弱又和別的臟器密切相關，所以用吃瀉藥的辦法來治療便秘是很不明智的，它會消耗人體很大的元氣。治病是治「津」的功能，如果大便總是不正常，表示肺的功能弱了，應該從養肺入手。由於卯時是大腸經當令的時間，這時大腸經運行最旺盛，按摩效果也最好。將左手自然下垂，右手過來敲左臂，一敲就是大腸經，敲時有酸脹的感覺。

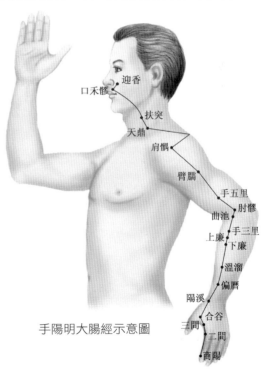

手陽明大腸經示意圖

迎香
口禾髎
扶突
天鼎
肩髃
臂臑
手五里
肘髎
曲池
手三里
上廉
下廉
溫溜
偏歷
陽溪
合谷
三間
二間
商陽

⌇辰時：天地陽盛，進食滋補

　　辰時是指早晨7點到9點，是胃經當令。胃經是人體正面很長的一條經脈，不僅胃疼是胃經的問題，膝蓋疼也是胃經病，腳面疼也屬於胃經病，這些地方都是胃經循行路線。很多女孩子長青春痘，治療實際上也要從胃經入手，而通常長青春痘的年輕人喜歡吃冷飲，損傷的就是胃氣。

　　從子時開始到卯時，實際上是人體的重新再分配，這時候吃早飯就是要補充營養。接下來的辰時是天地陽氣最旺時，吃早飯最容易消化，如果不吃早飯，會嚴重影響身體一天的運作，長期如此對身體的損傷非常大，會讓人捲入疾病的旋渦。

　　中醫認為，胃是人體的後天之本，早餐最好攝入一天營養的30%～50%，以保證一天的活力。有些人為了減肥，就採取不吃早餐的辦法，殊不知，這樣會適得其反。吃早飯是不會發胖的，因為有脾經和胃經在運化，所以早飯一定要吃多、吃好。毫不誇張地說，早飯如春雨般「貴如油」，所以千萬不能省略。

⌇巳時：廣納營養，理家讀書

　　上午9點到11點，是脾經當令。脾主運化，指早上吃的飯在這時開始運化。如果把胃比做一口鍋，飯的消化就要靠火，把脾胃裡的東西一點點腐化掉。從病理學的角度，中醫裡就有脾病的定義。比如糖尿病，所謂的胰島素和脾都是相關的；還有重症肌無力，到了老年時，每個人都有一些這樣的症狀，有點肌無力。

　　脾主一身的肌肉，很多思慮過度的人也特別消瘦，所以古代人講心寬體胖，心寬的話，人就特別放鬆，渾身長的都是肌肉，因此不要思慮過度。現在孩子被家長逼著學習，不能活動，就變成虛胖，有的小孩身體越來越差，這也和脾有關。

　　脾需要運動，肌肉也需要運動。脾經當令時，適合理家或讀書，如果不需要上班，到戶外曬曬太陽也是不錯的選擇。由於脾經在巳時當令，所以養脾可以在這時按摩脾經上的幾個重點穴位，如太白、三陰交、陰陵泉、血海等。疏通了脾經，可以維持人體陰陽平衡，防病祛病。

午時：吃好睡好，多活十年

　　中午11點到13點，即午時，是人體陰陽交替的時辰，心經值班。此階段，吃好午餐，配以小憩，就可以輕鬆地多活十年。中國文化特別重視子時和午時，午時的特點就是午時一陰生。一上午的運化全是陽氣，午時就是一陰生。子時和午時是天地氣機的轉換點，人體也要注重這種天地之氣的轉換點。

　　在這陰陽交替的時辰，心經最旺，有利於周身血液循環，心火生胃土有利於消化，但最好靜坐或閉目休息一下再進餐。午餐應美食，所謂美食，不是指山珍海味，而是要求食物暖軟，不要吃生冷堅硬的食物。還要注意最好多醋少鹽，並且只吃八分飽。食後用茶漱口，滌去油膩，然後午休。

　　中醫認為心為「君主之官，神明出焉」，而午時正是陰生，陰氣忤逆陽氣之時，正所謂「陰陽相搏謂之神」，此時睡眠最能養精氣

神，所以午時一定要小憩。

未時：消化食物，靜養心神

下午13點到15點，是小腸經當令。在前一個時辰，要把午飯吃好，但如果吸收不好的話，就會在人體形成垃圾。在這個吸收和消化食物的時候，若美美地睡上一覺，長壽也是水到渠成的事。

中醫裡，心臟為君主之官，如果下午兩三點出現臉紅心跳的情形，實際上是心臟在警示了，因為臉紅就是心火外散的現象。老人紅光滿面千萬別以為是什麼好事，尤其是出現了紅色桃花狀，這是很危險的，特別是在眉毛的正中間，若出現紅如桃花狀是非常不好的。因此，下午13點到15點時若身體不適，要往心臟那裡想。

未時是主滋味的，這個時間有助於吸收和消化。所以，從養生角度看，此時最好能小睡一覺，為食物在身體裡的吸收和消化提供良好的環境。當然，如果實在睡不著或條件不允許，也可以選擇練氣功、下下棋、看看報紙，或者做點家務。

申時：補水排毒，夕而習複

下午15點到17點，即申時，是膀胱經當令。膀胱經旺盛，利於瀉掉小腸下注的水液及周身的「火氣」，所以這時一定要做好補水排毒的工作。

膀胱經在中醫裡號稱太陽，它是從足後跟沿著小腿、後脊柱正中間的兩旁，一直上到腦部，是一條大的經脈。有的人小腿疼，很可能

是膀胱經的問題，而且是陽虛，是太陽經虛的表現。後腦疼、記憶力衰退也和膀胱經有關，主要原因是陽氣上不來，上面的氣血不夠，所以會出現記憶力衰退的現象。古代講「朝而受業，夕而習複」，此時是學習的好時機，一般人在這個時間段的判斷力是非常好的，這是因為氣血容易上輸於腦部，學習效率就會很高。

申時吃些水果或給身體補充水分，能夠有效排除毒素，不僅美容養顏，而且能讓健康常駐。也有人在這時就是難受，這表示身體出了問題；如果這時候特別犯睏，則是陽虛。此外，申時還適合從事讀詩文、練書法、觀落霞等藝文活動。

酉時：飯後散步，長壽百年

下午17點到19點為酉時，代表一天或一年的關門。人體也像自然天地一樣，從這一時刻開始進入秋冬的收斂收藏時機。此時身體所表現出來的病變，往往是腎的收藏功能出了問題，如發低熱是腎氣大傷，尤其是青春期或新婚男子要注意這一點。

酉時腎經當令，腎主藏精，因此中國人對腎最為關注。精是人體中最具有創造力的原始力量，它是支持人體生命活動最基本的一種物質，當你需要什麼時，把精調出來才可以得到。從另一個角度講，元氣藏於腎，是我們天生帶來的，即所謂的「人活一口氣」。所以大家到一定年齡階段都講究補腎，而身體自有一套系統，經脈要是不通暢的話，吃多少補品都沒用，不是想補就能補進去的，還要看自己的消化吸收能力如何。

腎精也表現在人的志向，例如，老人精不足志向就不高遠，小孩

精足志向就高遠。所以，人要想做大事，首先就要保住自己的腎精。

　　酉時適宜吃晚餐，晚餐宜少，可飲一小杯酒，但不可醉；用熱水洗腳，可以降火、活血、除濕；晚漱口，滌去飲食之毒氣殘物，對牙齒也有好處。吃過了飯，最好在適當時候活動一下，而不是立即睡覺或一動不動地看電視，俗話說：「飯後百步走，能活九十九。」但這個「走」是有講究的。飯後的胃正處於充盈狀態，需要足夠的血液才能幫助消化，如果飯後立即活動，血液就會分散一部分用於滿足其他部位的需要，因而不利於消化，故飯後最好休息半小時再走動。

戌時：適度娛樂，安撫臟腑

　　下午19點到21點是心包經當令。什麼是心包呢？心包是心臟外膜組織，主要是保護心肌正常工作。中醫認為，戌時人體的陽氣應該進入了陰的介面，這時陰氣正盛，陽氣將盡，而心包經之「膻中」又主喜樂，通常人們會在這時進行晚間的娛樂活動。從養生角度看，此時正是睡前準備階段，我們可以做一些輕微的活動，然後安眠。至於那些令人興奮的狂歡活動或應酬，以及讓人興奮不已的電視節目，都應儘量避免。

　　中醫認為，我們生病往往是因為臟腑受了邪。然而，心是君主，是不受邪的。那麼，邪氣襲來，誰來承受呢？答案是心包。很多人出現心臟的毛病都可以歸納為心包經的病，例如有的人心臟跳得特別厲害，那就是心包受邪了，先是心怦怦地跳，然後毛病就沿著心包經一直走下去，中醫治病的原則就是從臟走到腑，所以利用經脈就可以治療這類病。再比如有人覺得中指發麻，那就是心包出問題了，因為

心包經走中指；如果你覺得小指發麻，那是心臟有問題；另外，大拇指為肺經所主，所以大魚際發青可能是肺寒。老年人一方面要多觀察手指，也要多活動手指，對身體有好處。

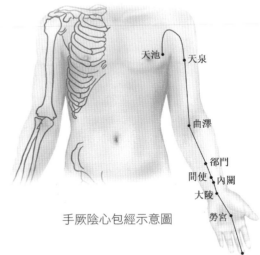

手厥陰心包經示意圖

戌時為心包經當令，最好的養生方法就是撥心包經。具體操作很簡單，就是用大指掐在腋窩的底下，裡面有一根心經，這個大經一撥，手指發麻，就算對了。這實際上就等於是給心經提供了一個回路，要每天撥，而且兩邊都得撥，對心臟很好。

亥時：陰陽和合，安眠長壽

亥時，即21點到23點，此時三焦經在我們體內值班。《說文解字》的第一個字是「一」，最後一個字是「亥」，如果說「一」在古代文化中代表先天的混沌，那麼「亥」字則表示又回到初始的混沌狀態，生命的輪回重又開始。所以，亥時應該安眠，讓身體得到休整，並從這種徹底的休整中孕育新的生機。也就是三焦通百脈，進入睡眠，讓百脈休養生息。

同時，亥時是陰陽和合的時段，此時是性愛的黃金時刻，也就是通過男女的交合配合身體完成陰陽和合的這個過程，達到「三焦通泰」。中醫雖然講究保精色忌，房事不能過度，但在身體健康的情況

下，和諧的性愛會令人身心歡愉，激發生機，有益無害。

　　從位置上來看，三焦經的終點叫絲竹空，就是我們的眼外角，魚尾紋就長在這個地方，很多人也會在這個地方長斑，所以經常刺激三焦經就可以減少魚尾紋和防止長斑。三焦經繞行耳朵，所以耳朵上的疾患如耳聾、耳鳴、耳痛等，都可通過刺激本經穴位得到緩解；三焦經從脖子側後方下行至肩膀小腸經的前面，可以和小腸經合治肩膀痛，還能治療頸部淋巴結炎、甲狀腺腫等發生在頸部的疾病；三焦經順肩膀而下行到臂後側，可治療肩周炎，再下行通過肘、腕，因此還可治療網球肘和腱鞘炎。

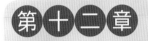

辨清體質，
制訂你的個性化保養方案

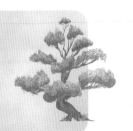

判斷體質，從辨別陰陽開始

　　要瞭解自己的身體，我們需要瞭解自己的體質，要做到這一點，首先要學會辨別陰陽。「陰陽」一詞相信大家都不陌生，在中醫養生學裡，處處有著陰陽的思維，不僅用陰陽來說明人體的組織結構、生理功能、病理變化，還用陰陽指導疾病的診斷和治療，指導人的養生保健。

　　就人體而言，左眼為陽，右眼為陰；上半身為陽，下半身為陰；後面腰背部為陽，前面胸腹部為陰；左半身是陽，右半身是陰；臟是陰，腑是陽。很多人不解為什麼會這樣劃分，其實這是從功能上分的。例如，五臟的「臟」在《黃帝內經》裡寫作「藏」，是收藏的意思，所以五臟是屬陰的；六腑是通道，是不收藏的，是往外泄的，所以六腑屬陽。只要是內斂的就屬陰，只要是開放的就屬陽。

　　中醫把所有的疾病都分為陰陽、表裡、虛實、寒熱，這叫「八綱辨症」，實際上就是分陰陽。所謂陰症，指舌淡、氣短懶言、口不渴、面色暗淡、脈沉細無力、精神委靡、身倦肢冷、尿清便溏；所謂

陽症，指苔黃、脈數有力、神煩氣粗、聲大多言、口渴飲冷、面紅身熱、尿赤便乾。

根據《黃帝內經》，從陰陽角度劃分我們的體質，主要有三類：一類偏陰，一類偏陽，還有一類是不偏陰不偏陽的陰陽平和體質。要區別偏陽還是偏陰，最關鍵是要看這個人的體質特徵是偏熱還是偏寒，偏熱是偏陽體質，偏寒是偏陰體質。

偏陽體質的人往往偏熱、偏燥、偏動、偏亢奮，其中偏熱是最重要、最明顯的，即體溫較正常偏高，怕熱，喜歡喝冷水。這類人，陽盛了，陰往往就不夠，所以易患陽亢的熱性病，如大便乾燥、易上火、頭暈、失眠、心悸、心慌等。應避免操勞過度、思慮不節、縱欲失精，否則易發展演化為臨床常見的陽亢、陰虛、痰火等。偏陰體質的人，往往偏寒、偏濕、偏靜、偏低沉，其中，偏寒、怕冷是最主要的特徵。這類人陽氣偏弱，易致陽氣不足，臟腑功能偏弱，水濕內生，從而發展為臨床常見的陽虛、痰濕、痰飲等。

在做自我判斷時要注意，不是每個人每一條都符合，因此要抓主要徵象，注意自身所有表現中，是偏熱較多還是偏寒較多，這一點是最重要的判斷標準。

瘦人多火要滋陰，胖人多濕要化痰

中醫裡有句話「瘦人多火，肥人多濕」，其實，體態也是一個人體質的反映。我們常聽到有些人沾沾自喜地說「我怎麼吃都不會胖」，殊不知，這類人多是陽氣偏盛，容易產生內熱而上火，即中醫裡的「瘦人多火」。一般來說，他們屬於肝腎陰虛水少，因而就會相

對地陽氣過盛，內熱不斷而引起上火。如果你仔細觀察便會發現，他們多缺乏滋潤，形體不充而瘦削，筋骨關節也不柔軟。內熱上行、虛火上炎常導致失眠煩躁、咽喉疼痛、小便發黃等症。

既然如此，這些瘦人該怎樣調理呢？很簡單，補中益氣、滋陰養腎。在飲食方面，陰虛體質的女性應常食酸甘食物，如葡萄、蘋果、香蕉、枇杷、黃瓜、菠菜、銀耳等；儘量少食溫燥的食物，如花椒、茴香、桂皮、辣椒、蔥、薑、蒜、荔枝、核桃、櫻桃等。同時，不要經常吃猛火爆炒的菜、火鍋、麻辣燙。由於人體需要陰液潤滑關節，此類人不宜經常登山，或踩跑步機。平時遇事要避免著急上火，否則會傷陰。

與上述那些瘦人相應，還有一類胖人，即肥胖之人或容易發胖的人。通常，他們體內的津液代謝不夠暢通，容易產生痰濕，泛溢肌膚或停滯體內，從而形成肥胖。中醫有句話「津液不歸正化」。脾主運化，喝進來的水、吃進來的食物，如不能轉化為人體可以利用的津液，就會變成「水濕」，「水濕」停聚過多就成了飲，飲積聚過多，又受熱邪煎煉，就成了痰。所以，這類人往往是脾出現了問題。

飲食方面，胖人不要吃太飽，吃飯不要太快；平時吃一些偏溫燥的食物，如荸薺、紫菜、枇杷、大棗、扁豆、紅小豆、蠶豆，還可以多吃點薑；應少吃酸性的、寒涼的、膩滯和生澀的食物，特別是少吃酸的，如烏梅、山楂等。起居方面，這類女性要多曬太陽，因為陽光能夠散濕氣、振奮陽氣；濕氣重的人可經常泡泡熱水澡，最好是泡得全身發紅，毛孔張開；同時，日常穿衣服要儘量寬鬆一些，以利於濕氣的散發。

怕冷體質，需要壯壯陽氣

有個朋友，快50歲的人了，家庭和事業都相當不錯，可偏偏有一樣甚是不悅。無論春夏秋冬，他的手腳乃至全身總是冰冰的。我告訴他這可能是陽虛，讓他去找個中醫看看。後來他給我打電話，說真的被我言中了。

從中醫角度看，陽虛體質的典型症狀就是怕冷，且常頻尿、腹瀉，嚴重者吃進去的食物不經消化就拉出來，有的還伴有頭髮稀疏、黑眼圈、口唇發暗、性欲減退、白帶偏多等症狀。這類人，有的是先天稟賦；有的是長期熬夜，慢慢消耗陽氣所致；有的是長期使用抗生素、激素類藥物、清熱解毒中藥所致；有的是喝涼茶所致；有的是性生活過度或經常在冷氣下做愛所致。

對付陽虛體質，在飲食方面應少吃或不吃生冷、冰凍之品，例如柑橘、柚子、香蕉、西瓜、甜瓜、火龍果、梨子、柿子、枇杷、甘蔗、苦瓜、黃瓜、絲瓜、芹菜、竹筍、海帶、紫菜、綠豆、綠茶等，如果很想吃，也要量少，搭配些溫熱食物；減少鹽的攝入量；多食溫熱食物，如荔枝、龍眼、板栗、大棗、生薑、韭菜、南瓜、胡蘿蔔、山藥、羊肉、雞肉等；適當調整烹調方式，最好選擇燜、蒸、燉、煮的烹調方法。

我們常說養生要多吃水果，但實際上要看自己是什麼體質，陽虛、氣虛、痰濕的人，吃太多水果會影響胃功能，會傷脾胃。

日常起居方面，陽虛體質的人要注意關節、腰腹、頸背部、腳部保暖。燥熱的夏季也要少吹冷氣；不要做夜貓子，睡眠要充足，晚上不要超過12點睡覺，冬天則提前到晚上11點。同時，這種體質的人平

時可選擇些安全的中藥來保
健，如鹿茸、益智仁、桑寄
生、杜仲、肉桂、人參等。
如果是陽虛腰痛和夜尿多，
可以用桑寄生、杜仲加瘦豬
肉和核桃煮湯吃。

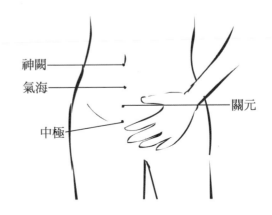

　　此外，任脈肚臍以下
的神闕、氣海、關元、中極
這四個穴位有很好的溫陽作用，可以在三伏天或三九天，就是最熱和
最冷時，選擇1～2個穴位用艾條溫灸，每次灸到皮膚發紅熱燙，但是
又能忍受為度。

沒有活力，往往是血虛了

　　要知道，血液是人體生命活動的重要物質基礎，含有人體所需的
各種營養物質，對全身各臟腑組織起著營養作用。如果血虛，便會出
現一系列病症，如面容憔悴、蒼白無力、頭昏眼花、心悸失眠、手足
發麻、脈細無力等。

　　不僅是老人，現在的年輕人、中年人因飲食不節、暴飲暴食、饑
飽不調、嗜食偏食、營養不良等原因，均會導致脾胃損傷，不能化生
水穀精微，氣血來源不足，便會出現血虛。此外，勞累過度、大病、
久病消耗精氣，或大汗、嘔吐等耗傷陽氣陰液；勞力過度易耗傷氣
血，久之則氣虛血虧；勞心太過，易使陰血暗耗、心血虧虛等，也會
導致血虛。中醫認為血虛者的養生宗旨是補血養血、益氣生血。

人的血液循環和心有關，大腦的血液靠心臟源源不斷供給，若思慮過度，挖空心思，就會耗傷心血，所以血虛體質的人不可用腦過度。一旦感到大腦疲勞，就要調節一下，或賞花，或觀景，使人心情愉快，精神振奮，很快就能消除疲勞。

這類人除了平時吃些雞蛋紅糖澱粉糊，還可常食桑葚、荔枝、松子、黑木耳、菠菜、胡蘿蔔、豬肉、羊肉、牛肝、羊肝、甲魚、海參等補血養血的食物。平時要適當的運動，以傳統的健身運動為佳，如太極拳、八段錦、氣功導引等，或是郊遊、踏青，既能呼吸新鮮空氣，又能活動筋骨。此外，煩悶不安、情緒不佳時，可以聽聽音樂，看齣喜劇，亦能使精神振奮、排解憂愁。

順四時，調五味，養護平和體質

人人都嚮往健康的體質，實際上，它是一種動態的平衡，是長壽的基礎，更是一個需要維持的過程。一般來說，平和體質的人體形勻稱，面色、膚色潤澤，頭髮稠密有光澤，目光有神，鼻色明潤，嗅覺通利，味覺正常，唇色紅潤，精力充沛，不易疲勞，耐受寒熱，睡眠安和，胃口良好，兩便正常，舌色淡紅等。這類人養生保健宜飲食調理而不宜藥補，因為平和之人陰陽平和，不需要藥物糾正陰陽之偏正盛衰，如果用藥物補益，反而容易破壞陰陽平衡。

由於五味偏嗜會破壞身體的平衡狀態，所以，平和體質的人日常飲食宜清淡，不要有偏嗜。因為過酸傷脾，過鹹傷心，過甜傷腎，過辛傷肝，過苦傷肺。

在維持自身陰陽平衡的同時，這類人還應注意自然界的四時陰陽

變化，順應此變化，保持自身與自然界的整體陰陽平衡。可酌量選用具有緩補陰陽作用的食物，如粳米、薏苡仁、豇豆、韭菜、甘薯、南瓜、銀杏、核桃、龍眼、蓮子、雞、牛、羊等，以增強體質。

最後，平和體質的人春季陽氣初生，宜食辛甘之品以發散，而不宜食酸收之味，可常食韭菜、香菜、豆豉、蘿蔔、棗、豬肉等。夏季心火當令，宜多食辛味助肺以制心，且飲食宜清淡而不宜食肥甘厚味，可常食菠菜、黃瓜、絲瓜、冬瓜、桃、李、綠豆、雞肉、鴨肉等。秋季乾燥易傷津液，宜食性潤之品以生津液，而不宜食辛散之品，可常食銀耳、杏、梨、白扁豆、蠶豆、鴨肉、豬肉等。冬季陽氣衰微，宜食溫補之品以保護陽氣，而不宜食寒涼之品，可常食大白菜、板栗、棗、黑豆、羊肉等。此外，南瓜蒸百合是平和體質者的佳品，方法如下：南瓜250克，百合100克，罐裝紅櫻桃1粒，白糖、鹽、蜂蜜各適量；將南瓜改刀成菱形塊，百合洗淨；南瓜、百合裝盤，撒上調料，裝飾紅櫻桃，上籠蒸熟即可。

改善體質，提升免疫力的良方——捏脊

我們的體質分先天和後天，先天的體質是父母賦予我們的，無法改變，後天體質由我們自己掌握。《黃帝內經》裡說，督脈是諸陽之會，人體陽氣借此宣發，是元氣的通道。人們常說「挺直你的脊樑」，就是因為那裡最展現人的精氣神，所以打通脊樑上的督脈，就可以增強體質，提高身體的抵抗力，祛除許多疾病。捏脊就是實現這一目的的絕佳方式。

同時，人體的很多疾病都是由於氣血不通引起的。脊背作為氣血

循行的主幹道，最怕淤積，平時姿勢不良、過勞或負重等，都會造成這個主幹道淤積，進而導致身體氣血供應失調，造成氾濫或乾涸。所以，只有脊背這個樞紐通了，氣血運行通暢，才能帶走淤積，袪除疾病，這也是為什麼眾多醫家認為捏脊能治百病。

關於捏脊的具體操作方法，如下：俯臥在床上，全身放鬆，請家人用雙手的拇指、中指與食指在你脊柱兩側連皮帶肉地捏起，從尾椎骨沿脊柱向上捏，一直捏到頸項髮際處；每天捏一次，一次捏3～5遍即可。至於力道，每次捏完可看到脊柱兩旁明顯發紅，就說明捏到位了。整個過程中，用力拎起肌膚，稱為「提法」；每捏3次提一下稱為「捏三提一法」；每捏5次提一下稱為「捏五提一法」；當然，也可單捏不提。在給他人捏脊時，一定要注意應沿直線捏，不要歪斜，且捏拿肌膚鬆緊要適宜，也要避免肌膚從手指間滑脫。

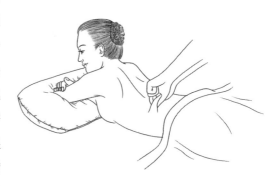

捏脊示意圖

此外，打通督脈還有一個方法就是暖脊功，這其實是瑜伽的功法，這裡借用一下。很簡單，就是抱成團，在地上打滾。不是真的滾，而是脊椎受力，以頭臀為兩頭，像小船似的兩邊搖，很有效的，大家可以試試。另外，在地板上做效果才好，在床上，特別是床墊上則沒什麼效果。

老年人強健體質按摩十二法

　　人上了歲數，體質就會開始變差，氣血流通也會減慢，很多人為此感到苦惱。其實，《黃帝內經》中的《素問》和《靈樞》，都論及按摩對養生的重要性，步入老年的朋友們若掌握好按摩養生方法，同樣可以強健體質。

　　下面，就向大家介紹一套全身按摩法。此法從開始按摩到最後結束，分出若干節來進行，既可分用，也可合用。操作順序由下而上，即從足趾到頭部，老年人則可從上到下。

　　1.搓手：用兩手掌用力相對搓動，由慢而快，至搓熱手心。手是三陽經和三陰經必經之處，摩擦能調和手上氣血，使經路暢通，十指靈敏。

　　2.梳頭：十指微屈，以指尖接觸頭皮，從額前到枕後，從顳顬到頭頂梳20次。

　　3.揉按太陽穴：兩手食指指端分別壓在雙側太陽穴，順逆時針各旋轉運動10次。

　　4.揉胸脯：用兩手掌按在兩乳上方，旋轉揉動，順逆時針各10次。

　　5.抓肩肌：用手掌與手指配合抓、捏、提左右肩肌，邊抓邊扭肩，各進行10次。

　　6.豁胸廓：兩手微張五指，分別置於胸壁上，手指端沿肋間隙從內向外滑動，各重複10次。

　　7.揉腹：五指張開，指端向下，從胃脘部起經臍右揉到下腹部，然後向右、向上、向左、向下，沿大腸走向擦揉。可以牽拉腹內臟

器，使腸胃蠕動加速，促進胃液、膽汁、胰腺和小腸液的分泌，增加消化吸收作用。

8.搓腰：手按緊腰部，用力下搓到尾閭部，左右手一上一下，兩側同時搓20次。

9.擦大腿：兩手抱緊一大腿根，用力下擦到膝蓋，然後擦回大腿根，往來20次。

10.揉小腿：以兩手掌挾緊一側小腿腿肚，旋轉揉動，左右各20次。腿是擔負人體重負的骨幹，是足三陽經和足三陰經的必經之路，揉腿可使膝關節靈活、腿肌增強，防止肌肉萎縮，有助減少各種腿疾。

11.旋揉兩膝：兩手掌心各緊按兩膝，先一起向左旋揉10次，再同時向右旋揉10次。膝關節處多橫紋肌和軟性韌帶組織，惡溫怕冷，經常揉膝可促進皮膚血液循環，增高膝部溫度，驅逐風寒，增加膝部功能，有助防止膝關節炎等難治之症。

12.按摩腳心：兩手摩熱搓湧泉穴，用手搓至腳心發熱，先左後右分別進行。

依上各步驟進行全身按摩，長期堅持，可祛風邪，活血通脈，解除腰背病痛，強身健體。

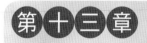
解密生命週期，
男女保健各有側重

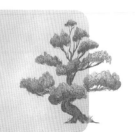

人類生命週期的變化規律——男八女七

「男八女七」這一觀點想必大家都很熟悉，其實，它在《黃帝內經》中就已有記載。男人以陽氣為主，其生命週期是八；女子以陰血為主，其生命週期是七。這就是說，男子8歲、16歲、24歲、32歲、40歲、48歲、56歲、64歲，每8年有一次變化；而女子7歲、14歲、21歲、28歲、35歲、42歲、49歲、56歲、63歲，每7年有一次變化。

由於男子的生命週期比女子慢一年，所以最初幾年女孩發育要快一些。這也就是為什麼上小學時，小女孩比小男孩聰明的原因。以下為大家詳細介紹一下男子和女子每個生命週期的身體特徵。

男子以「八歲」為一週期

一八：男子8歲時才開始發育，腎氣開始充實，頭髮濃密，牙齒更替。

二八：男子16歲時青春期開始了，腎氣越來越充盈，「天癸」出現，可生孩子了。

三八：男子24歲時，是弱冠的年齡，就是剛成年，這時候腎氣變得平和、均衡，筋骨越來越強壯，智齒長出來了，身高也定格了。

四八：男子32歲時，身體達到頂峰，才算真正成熟，所以古人提倡男人三十而娶，但從此之後，男子的生命狀態就開始衰落了。

五八：男子40歲時，身體開始走下坡，「腎氣衰，髮墮齒槁」，也就是說，這一階段男子的腎氣開始衰落，頭髮、牙齒也都開始脫落。

六八：男子48歲時，開始真正衰老，陽氣日益衰竭，面色枯槁，髮鬢也斑白了。

七八：男子56歲時，肝氣衰弱，筋骨不靈活了，行動不便。腎功能減弱，藏精不足，天癸也開始衰竭。所以，對男子來說，56歲是一個坎。

八八：男子64歲時，開始真正進入老年。這時牙齒、頭髮都脫落了，天癸徹底枯竭，生育能力消失。

女子以「七歲」為一週期

一七：女子7歲時，「腎氣盛，齒更髮長」。牙齒骨之餘，是腎氣的表現，代表收藏；髮是肝氣的表現，代表生發之機，所以頭髮的長短和生機是有關的。

二七：女子14歲時，開始有月經，太沖脈盛，乳房開始發育，這時候就有了懷孕生子的能力。

三七：女子21歲時，腎氣已經長足了，生發之機也到了頂點，應該嫁人了。

四七：女子28歲時，各方面身體要素都達到了頂點，所以古人提

倡女子在20歲左右結婚，就是讓她在28歲之前要生一胎，我們現在經常講最佳生育年齡在23到28歲之間，也是這個道理。

五七：女子35歲時，胃和大腸的精氣開始衰竭，女人就開始長皺紋了，頭髮也開始脫落。

六七：女子42歲時，就開始有白頭髮了。

七七：女子49歲時，就閉經了，生育功能也喪失了。所以，49歲對女子來說就是更年期、絕經期，也就開始衰老了。

養生須順天而行、因時而異

養生首重適應天道，認清自己的生命週期規律，以保證在不同的人生階段採取最適宜的養生保健方法，也就是養生需因時而異。

1.青少年：男子「二八」16歲到「三八」24歲，女子「二七」14歲到「三七」21歲，是人生的青少年時期，天癸已經出現，有了生育能力，也是體格、體質、心理和智力發育的關鍵時期。此階段在飲食、運動方面均要有所注意，避免暴飲暴食、偏食、挑食及盲目節食，少吃零食，養成良好的飲食衛生習慣。早餐必須吃，平時多運動，還要平衡膳食，均衡營養，養成良好的衛生習慣和生活習慣也很重要。同時，還要對青少年進行性教育及性道德教育。

2.壯年：男子「三八」24歲到「六八」48歲，女子「三七」21歲到「六七」42歲，是人生的壯年時期，也是人生精力最充沛的時期。這一階段要特別注意勞逸適度、養生有方，飲食上要注意均衡，不要暴飲暴食，也不要為了應酬而忽視了健康的飲食習慣。每餐吃八成飽，不要吃得過飽；粗細糧搭配、葷素搭配，多喝粥、多喝湯、多喝

水。要注意休息，勞與逸要合理地調節好，勞有緊張的勞動和輕便的勞動，逸有積極的休息，也有絕對的休息，就是睡眠。千萬不能忽視睡眠，這是保持充沛精力的重要條件。

3.中年：男子「六八」48歲到「八八」64歲，女子「六七」42歲到「七八」56歲，是人生的中年期，中年是生命歷程的轉捩點，生命活動開始由盛轉衰，且女人49歲和男人56歲時正處於更年期，是生理機能開始從成熟到衰退的一個關鍵時期，也是從生育機能旺盛轉為衰退乃至喪失的過渡時期，所以保養非常重要。飲食上一定要減少攝取高脂肪食物和糖類，少吃肉類，適當控制脂肪和膽固醇的攝入量，特別是少吃肥肉，多吃各種魚類和植物油。要經常食用高鈣食品，最宜多吃豆類製品。調整飲食結構的原則是：定時定量用餐，不可暴飲暴食，做到粗細有別、乾稀搭配、葷素適宜、色香味兼備、花色品種交替。

另外，每天要睡足8小時；盡量做到每日運動，節假日要外出走走，徜徉山水，從大自然中汲取心靈滋養，協調身心；在情緒上要保持樂觀穩定。

4.老年：男人「八八」64歲，女子「七七」56歲，人生開始邁入老年期。這時，人體各部分的功能都普遍衰退，性功能不斷衰退直到完全消失，此時的養生就更重要了。飲食上要堅持五大原則，即雜、淡、少、慢、溫，「雜」就是食物要多樣化，粗細要搭配，五穀、五果、五菜、五畜都要搭配，做到營養豐富而全面；「淡」就是飲食要清淡，不要吃過油、過鹹的食物，要多吃魚、瘦肉、豆類食物和新鮮蔬果，少吃動物油等；「少」就是每頓飯要吃得少，不能過飽，可少量多餐；「慢」就是進食不要過急過快，要細嚼慢嚥，這有利於食物

的消化吸收；「溫」就是吃溫熱熟軟的食物，不要吃生冷食物，不要吃黏硬不易消化的食物，以免損傷脾胃和牙齒。

心理上要能夠保持平衡，學會知足常樂。平時多培養有益身心的興趣愛好，如聽音樂、下棋等。在生活起居上要注意調養，居住環境儘量安靜清潔，空氣流通，陽光充足，濕度適宜，生活方便。既要睡眠充足，也不能嗜臥，嗜臥會損神氣，也會影響人體氣血的運行；宜早臥早起。注意避風防凍，勞逸適度，要盡可能做些力所能及的體力勞動或腦力勞動，切勿過度疲倦，「形要小勞，勿至大疲」。保持良好的衛生習慣，保持大小便通暢。

在運動鍛煉方面要堅持「適度」的原則，不要進行負重鍛煉，不要進行屏氣鍛煉，不宜快速度的運動，不宜參加競賽等，可進行五禽戲、太極拳、氣功、散步、老年體操等運動。

女人從來月經那天起，就要做好補血工作

人們常說「婦人以血為本」，具體指的就是女人經、帶、胎、產和哺乳時期，都離不開血。從來月經那天開始，女性就面臨著血液虧損、陰精耗減的問題，在生育時更是如此，俗話說「一個孩子三桶血」，孩子在母親的腹中完全依靠母親的血液餵養大，整個孕期就是一個耗血失陰的過程。

中醫把血液視為生命之「海」，因為人體一時一刻也離不開它。如《黃帝內經》所言：肝得到血液營養，眼睛才能看到東西（肝開竅於目）；足得到血液營養，才能正常行走；手掌得到血液營養，才能握物；手指得到血液營養，才能抓物……如果說生命是燭光，那麼血

液就像蠟燭，當一根蠟燭逐漸耗盡時，燭光將隨之變得微弱以致熄滅。人的生命也是一樣，隨著人體血液的消耗，生命也將枯萎。

血液對人體正常的生命活動至關重要，是人生下來、活下去的保證。所以，女性朋友平時要加強營養，多吃高品質的補血食物，做好滋陰補血的功課。

說到這裡，你一定會問：「對女人來說，有沒有什麼特別好的補血良方呢？尤其是經期。」朱丹溪認為，牛奶味甘平，具有補虛損、益肺胃、生津潤膚的作用，特別適用於體質虛弱、消化不良、噯氣、吐酸、糖尿病、便秘、皮膚乾燥者食用。事實上，牛奶在食療中有著重要作用，下面介紹兩種以牛奶為主要原料的食療方，大家不妨根據需要選擇食用。

牛奶黑米粥

材料：牛奶250毫升，黑米100克，白糖適量。

做法：將黑米淘洗乾淨，加入適量水，放入鍋中浸泡2～3小時，然後中火煮至粥快熟時，加入牛奶、白糖煮熟。每日2次，早晚空腹溫熱服食。

功效：此粥具有益氣、養血、生津、健脾胃的作用，適用於產後、病後以及老年人等一切氣血虧虛、津液不足、脾胃虛弱者服用。氣血虧虛明顯者在煮黑米時若加入10枚大棗，補益氣血的功效更佳。

牛奶白芨蜂蜜飲

材料：牛奶250毫升，蜂蜜50克，白芨粉6克。

做法：將牛奶煮沸，加入蜂蜜、白芨粉拌勻，冷卻後溫服。

功效：此粥具有益氣養胃的作用，適用於胃、十二指腸潰瘍者服用。

需要注意的是，上述食療方法雖然有很好的滋補作用，但切勿與其他滋補中藥一起服用，因為牛奶裡含有大量的蛋白質、氨基酸、多種維生素以及鈣、磷、鐵等無機鹽，與滋補藥同服時，易與藥中的有效成分發生反應，生成難溶的化合物，不僅使牛奶的營養價值大打折扣，還會降低滋補藥的療效。

此外，還有鱔魚、胡蘿蔔等也是補血的家常食物，不僅經濟實惠，還很有效。

遠離更年期的兩個幸福穴：太溪和太沖

有些人喜歡用「更年期」這個詞跟女性開玩笑，以譏諷她們的非正常狀態。其實，更年期是每個女人都要經歷的過程，只是有的人症狀不明顯，有的人症狀較重。

從西醫角度看，更年期是人體雌激素分泌開始減少造成的，因為身體各個器官不適應，於是出現了心煩、莫名其妙發脾氣、容易急躁、失眠、盜汗、莫名其妙想哭、月經減少、性功能下降等症狀。中醫認為，更年期症狀是陰虛造成的，因為人過40，陰氣自半，女性以血為本，舉凡經、帶、孕、產等都離不開血，血也屬於陰，陰氣減少一半，人就進入更年期了，更年期陰虛涉及的臟腑比較多，其中最主要的是肝陰虛。

改善更年期症狀，要從人的整體上調節陰陽，使它們重新達到平衡。所有更年期女性朋友都應該吃兩種藥：逍遙丸加六味地黃丸，六

味地黃丸是滋補腎陰的藥，逍遙丸可養血補血，兩者合用可調節內分泌，一般半個月就能有明顯的效果。

穴位按摩也要著眼於整體的陰陽調和，可每天按揉太溪、太沖，太沖要從後向前推按，每次單向推100次；太溪順時針按揉，每天早晚2次，每次2分鐘。

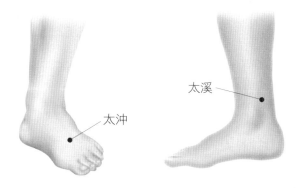

太溪

太沖

更年期的人一定要多和人交流，不要鑽牛角尖，家人也要給予更多的關心。中醫說「肝鬱氣滯」，更年期女性情緒不好，比較鬱悶，這叫「肝鬱」，會導致「氣滯」，而「氣滯」就會「發酵」，叫「氣鬱化火」，也叫「肝鬱化火」，就是因氣血不流暢了，導致堆積「發酵」、生熱了，熱又會耗傷陰津，這樣更加重了原有的肝腎陰虛。所以，保持心情開朗豁達也是更年期的人一定要做到的。

適時結婚生子就是對生命的最大護佑

日前一位老朋友打電話過來，說他兒子剛結婚半年，小倆口打算要生孩子，為了讓孩子能按正常年齡上學，必須把孩子生在上半年，

實在不行就剖腹產。這可把他老倆口嚇壞了，問我那樣是否行得通。

在當今社會，像朋友兒子那樣的年輕夫婦不在少數。其實，適時結婚生子，不僅是人生的兩個關鍵時刻，更是對生命的最大護佑。花到了時候會開，果子到了季節會結，人也要順著自然的規律，該生孩子時就得要生孩子。那麼，什麼時候是最佳懷孕期呢？

女人最適合懷孕的季節是春天和秋天，由於冬天時所有氣血都到裡面來了，它以腎氣為主，《黃帝內經》裡說冬天重在藏精，夏天時所有氣血都到外面來了，裡面的氣血是最弱的。如果在夏天和冬天這兩個季節裡夫妻性生活過多，對身體來講是一種損害，所以古代養生講究夏避三伏，冬避三九。

《黃帝內經》還有一句「冬不藏精，春必病瘟」，指冬天時正常的夫妻生活雖可以有，但一定要注意節制，而春天和秋天是氣血最旺盛時，氣血一個從外邊往裡邊走，一個從裡邊向外面走，這時的自然界一個是春花之實，一個是秋收之實，這兩個時間是要孩子最好時機。

至於男女要孩子的最佳年齡，《黃帝內經》裡講，女人在28歲時身體處於最佳時期，35歲以後身體狀況開始衰退，這就說女人在28歲左右生育是最好的，最晚不能超過35歲；男人在32歲時身體狀況最好，40歲時身體素質開始下滑，所以男人最好在40歲前完成生育。

男人年過四十，「六味」正當時

中醫認為，人的陰氣只夠供給30年的生命，所以我們的陰氣很早就虧了。要益壽養生，補充虧了的陰氣也就順理成章了。

營養學認為，人吃的東西和自己的物種離得越遠越好，也就是

大家常說的四條腿的豬牛羊肉不如兩條腿的雞鴨禽肉，而兩條腿的禽類又不如沒腿的魚類。之所以這麼說，主要是從食物的脂肪含量上考慮。

我們說人過中年就容易發福，但這種「福」並不代表健康。所以，從這個階段以後，儘量吃脂肪含量低的食物，就不容易發胖了，不發胖也就少了很多併發症，如高血壓、心腦血管病、糖尿病等。再加上現代男人過了中年，社會等各方面的壓力，加上家庭的牽絆，身體很容易「上火」，於是神經衰弱、失眠等病症也接踵而來，更加消耗體內的陰精。

大家常說男人過了40，往往在性生活面前挺不起腰桿，說白了，就是說過了40歲的男人需要補腎壯陽了。中醫認為，男人過40歲以後，先天之精基本蕩然無存，完全是靠後天的水穀之精來維繫自己。而腎藏精，精又生髓，腎精是不慮其有餘，而唯恐其不足的，所以得好好補一補。

那應該如何補充這些不足或喪失的「精」呢？宋朝有位名醫叫錢乙，以茯苓、澤瀉、熟地、山茱萸、牡丹皮、山藥這六味藥組成了一個經典的補腎方，也就是我們現在的六味地黃丸。過了40歲的男人，即便沒有什麼慢性病，每天吃兩丸六味地黃丸，可避免陰精過度耗竭，益壽養生。

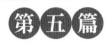

第五篇

千金易得，一訣難求
——掌握養生訣，長壽很簡單

怎樣輕鬆做自我保健，是現代人普遍關注的一個話題。古往今來，醫學方面的專著可謂數不勝數，但是這些方藥典籍對沒有醫學背景的人來說卻毫無用處。在這一篇，我為大家推薦許多一學就會、一用就靈的養生小竅門，這些竅門都是從眾多醫學典籍中提煉出來的精華，對益壽延年極有幫助。

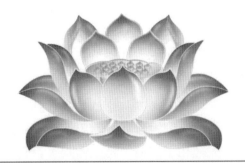

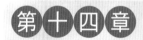

第十四章
最簡單的方法
有時能治最嚴重的病

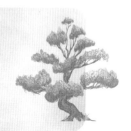

十宣放血為腦溢血爭取救治時間

夏伯挺醫生曾撰寫過「腦中風放血救命」的文章，患者一旦中風，腦部微血管會慢慢破裂。夏伯挺醫生說患者無論在什麼地方中風，千萬不要搬動患者，如果移動，會加速腦部微血管破裂。可在原地把患者扶起坐穩，然後開始十宣放血，即用縫衣針或大頭針，在火上烤一下消毒後，刺患者的手指尖端，要刺出血來；萬一不出血，就要用手擠使之出血。

這種方法可以為中風腦溢血患者爭取救治時間，夏伯挺醫生說，若不採取這種放血急救的方法，急於將患者送往醫院，路上的震動顛簸，會使患者腦部的微血管破裂面積加大，不利於救治；有時候雖然保住命，但容易出現語言不利、行動不便等後遺症。

十宣，位於十個手指尖端的正中，左右手共十個穴。十宣穴能開竅醒神，常被用於昏厥、中風昏迷時的急救。一旦發生腦溢血，就要採用十宣放血法，先緩和了病情，再去醫院，否則後果不堪設想。我在為一些老人講述這個方法時，有人就問我，突發腦溢血時，為什麼

針刺十宣穴就可以很快止住腦溢血？因為頭部和指尖都屬於末梢，人發生腦溢血時，頭部壓力會急劇上升，這時需要減輕小腦部壓力，在手的末梢處放血，可以把上面的壓力宣洩出去；腦部壓力下降，腦溢血就會被止住。

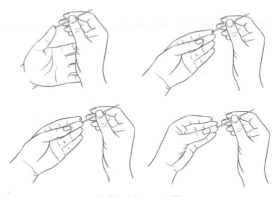

針刺手指示意圖

其實，在中國民間類似這樣的放血療法很常見，它是通過放血祛除邪氣，以達到調和氣血、平衡陰陽和恢復正氣目的的一種有效治療方法，適用於「病在血絡」的各類疾病。

另外，耳郭上方耳輪的頂端恰好是耳尖穴，這個穴位有疏風通絡、瀉熱的功效，是治療高燒的特效穴，小兒高燒時，用針在耳尖部輕輕紮了兩下，並擠出少量的血，很快就能退燒。其實，日常生活中還有很多用放血來治病的例子，如因上火而引起的頭痛暈眩、煩躁不安，就可以在鼻子正上方、兩眉之間針刺放血；對於多年慢性病和久治不癒的疾病，可在踝關節、肘關節、腕關節、膝關節這些部位周圍，尋找怒張的紫黑血管刺血，也常可收到很好的效果。

總之，凡是經絡中氣血壅滯不通、淤血形成，或久病入絡等症，皆可用此法治療，歸納起來主要包括以下幾點：

1.**瀉熱**：常用來治熱病不退。

2.**止痛**：如神經性頭痛、坐骨神經痛等。

3.**降壓**：刺肝經瀉熱平肝，治療肝陽上亢高血壓。

4.**消腫**：跌打損傷造成局部肢體腫痛者，局部淺刺令其出血，腫痛自除。

5.**強心**：急救，刺十宣出血等。

慢性病多可用推腹來緩解

如果有失眠、便秘之類的慢性病，長期不癒又找不到病根，沒有好的對治之策時，可以「推腹」，也就是尋找腹部的阻滯點，然後把它揉散開來，這樣慢性病也會隨之消失。

所謂推腹，就是推肚子，操作時可以用手指肚直上直下地推，還可以用掌根或拳頭輕輕敲打。這個方法看似簡單，但很適合各種慢性病患者的保養。

人體12條經絡都通過腹部，推腹等於是對這些經絡的集中治療。推腹簡單易行，可以在早上起床或臨睡前進行，平常無聊時也可推推，每天一次即可。

推腹時，有些人的肚子會咕咕作響，這是在推動腹中沉積多日的濁水，這種濕濁如果不及早排出，循經上頭則頭痛眩暈，滯塞毛孔則引發皮炎、濕疹，遇肝火則化痰，逢脾虛則腹瀉，遺患無窮，必須及早清除。還有些人在推腹時會打嗝、放屁，然後就舒服了，這是清氣上升、濁氣下降。

有些人是急性子，推腹幾天不見效就開始急了，為什麼沒效果？「冰凍三尺，非一日之寒」，你積累的東西也許是三五年的「成果」，甚至更長，如果說推上兩三天就好了，那不實際，一般來說，推腹要持續一兩個月後才開始見效。

此外，很多慢性病可以在腹部找到相應的阻滯點，或許是一個硬塊，或許是一個痛點。所以，如果我們有諸如失眠、便秘之類的慢性病，長期不癒，又找不到病根，沒有好的對治之策時，可以尋找腹部的阻滯點，然後推揉，直到把它揉散開來，你就會發現病症也隨之消失了。

　　也許有人覺得自己很健康，沒什麼慢性病，推腹沒意義。其實，疾病是有潛伏期的，如果你沒發現自己有什麼慢性病，但推腹時卻在某個部位發現阻滯點，那一定要趕緊將它推散揉開，因為那可能是個隱患。

一「搓」60年，肺水腫、肺結核全不見

　　潘譜新、顧林梅兩位老人1949年結婚，60多年風風雨雨，生活有了很大的變化，但唯一沒變的是顧林梅每天都要給潘譜新搓背。

　　潘老先生年輕時身體不太好，婚後不久就經常生病。由於家裡經濟拮据，他堅持帶病上班，結果病情越來越惡化，變成了肺水腫和肺結核。老先生說，那時候很容易累，經常咳嗽，有時還吐血，到晚上難以入睡。有一次，妻子拿熱毛巾給剛洗完澡的潘譜新搓了搓背，當晚潘譜新竟然睡得很香。自從那以後，妻子每天睡前都會用熱毛巾，來來回回給潘譜新搓背，一年365天從不間斷。10多年後，他的病症居然消失了，身體漸漸好了起來。

　　潘譜新說，以前得了肺水腫的人，很多都挺不過去，自己還能活到現在，全虧了老伴天天搓背。「搓背大概能活絡經脈吧，對心臟和肺都有好處。」雖然說不出什麼醫學道理，不過，潘譜新對老伴的救

命大恩感激不已。

　　古語有「背者胸中之腑」，五臟的很多經脈都集中在後背上，人的後背有許多成對的神經，揉搓這裡會刺激到包括心臟在內的很多臟腑神經。此外，擦背還能對神經衰弱、失眠、胃腸功能紊亂引起的便秘，以及高血壓、高血脂、冠心病等慢性病起到較好的輔助治療作用。

　　現代醫學也證明，人體背部有著豐富的脊神經，有支配人體運動及心血管和內臟活動的作用。當其受到振動時，可刺激皮膚及皮下組織，促進血液循環，通過神經系統的傳導，增強內分泌系統和免疫系統的功能。

　　搓背法簡單、合乎科學，長久堅持，就能夠取得良好的強身效果。操作方法如下：每晚睡覺前，讓家人用熱毛巾從腰部開始由下而上搓，每次5～10遍，長期做就能見到效果。需要注意的是，搓背時要順著一個方向，即由下而上，不可上去下來，像拉鋸一樣；此外，搓背的毛巾一定要用熱的（以人能耐受的溫度為宜）。

拔罐治好了30年的腰背痛

　　50多歲的孫女士，1970年代開始經商，從早期擺地攤賣小飾品，到現在做傢俱出口生意，她的生意是一天比一天紅火，但身體狀況卻一天比一天差。原來，早期孫女士為了節約開支，什麼事情都親力親為，有時為了一筆生意，一坐就是一天，因此得了腰背疼的毛病，有時疼起來，一秒鐘都坐不住。後來，在我的提議下，孫女士找人拔了火罐，幾次之後，居然好多了，不久前孫女士給我打電話：「你說的

方法還真靈，30幾年的老毛病，沒想到給拔好了。」

「拔火罐」是民間流傳很久的一種獨特治病方法，它是一種充血療法，是借助熱力排除罐中空氣，利用負壓使其吸著於皮膚，造成淤血現象的一

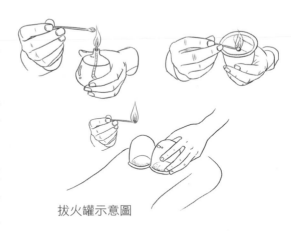

拔火罐示意圖

種治病方法。這種療法可以驅寒祛濕、疏通經絡、祛除淤滯、行氣活血、消腫止痛、拔毒瀉熱，具有調整人體陰陽平衡、解除疲勞、增強體質的功能，進而達到扶正祛邪、治癒疾病的目的。

一般來說，拔罐多在腰背脊椎兩側，先上後下，先左後右，按次序進行，起罐時也按這樣的順序。另外，還要注意拔罐時間，一般是在15～20分鐘。病情重、病位深及疼痛性疾患，拔罐時間可適當長些；病情輕、病位淺及麻痺性疾患，拔罐時間宜短。肌肉豐厚的部位，時間可略長；肌肉薄的部位，拔罐時間宜短。氣候寒冷時拔罐時間適當延長，天熱時相應縮短。

此外，在使用多罐時，火罐排列的距離一般不宜太近，否則皮膚被火罐牽拉會產生疼痛，同時因罐子互相排擠，也不宜拔牢。

老年人疾病的剋星——單腳站立

隨著年齡增長，身體必會出現臟腑功能衰退，氣血陰陽失調，

發生全身性、多系統、循序漸進的功能衰退，這時疾病也就乘虛而入了。中醫學認為，老年人的疾病主要是因為陰陽失衡造成的，確切地說是五臟六腑之間的合作關係和協調性出了問題。所以，只要讓五臟六腑都正常工作，疾病也就可以不藥而癒了。

我在走訪長壽鄉時，看見一些長壽老人練單腳站立，見他們精神矍鑠，身子骨硬朗，我突然想到，單腳站立不就是調節人體陰陽平衡最簡單的方法嗎！得中里先生介紹過金雞獨立健身法，簡單易行，和這些長壽老人練的如出一轍。

操作方法：兩眼微閉，兩手自然放在身體兩側，任意抬起一隻腳，試試能站立幾分鐘，注意關鍵是不能將眼睛睜開。

操作原理：閉上眼睛就不再是靠雙眼和參照物之間的協調來調節自己的平衡，而是調動大腦神經來對身體的各個器官進行平衡調節。人的腳上有六條重要的經絡通過，通過腳的調節，虛弱的經絡就會感到酸痛，同時得到鍛煉，經絡對應的臟腑和它循行的部位也就相應得到了調節。

操作效果：這種方法可以使意念集中，將人體的氣血引向足底，對於高血壓、糖尿病、頸腰椎病都有療效；還可以治療小腦萎縮，並可預防痛風等許多病症，對於足寒症更是效果明顯。也因為是治本的方法，所以可逐步增強人體的免疫力。

練此法要能持續幾分鐘，必須做到心的安靜和身體各器官的逐漸平衡，身心平衡是解決一切問題的根本，所以，老年朋友們試著學學吧。

第十五章
趨利避害，
全面獲取生活中的正面能量

先醒心後醒眼，可防心腦血管病

　　老年人易得腦溢血、心臟病，往往發生在早上，仔細研究發現，清晨醒來起得過猛是最重要的誘因。如何避免呢？先醒心後醒眼！即早上醒來時不要急著睜眼起床，先閉眼躺上一兩分鐘，待心完全醒來後再起床。為什麼呢？早上，你人是醒來了，但心還處於混沌狀態，還沒完全清醒過來，這時你猛然起床就會誘發腦溢血、心臟病。

　　明朝養生學家冷謙在《修齡要旨》中說：「平明睡覺，先醒心，後醒眼，兩手搓熱，熨眼數遍，以睛左旋、右轉各九遍，閉住少頃，忽大睜開，卻除風火。」就是說早上醒來時不要急著睜開眼睛，先養養神醒醒心，把雙手對搓搓熱後用手心捂住眼睛，如此多做幾遍，然後轉眼，左右各九遍，這時再把眼睛突然睜開。這其實和我說的「先醒心後醒眼」的養生法是一個道理。

　　此外，對於心腦血管病高發的老年人，還要注意做到三個「半小時」：即早上起來運動半小時，打打太極拳，散散步，或者進行其他緩慢運動；中午睡半小時，因為晚上老人睡得早，早上起得早，中午

非常需要休息；晚上6至7時慢步行走半小時，老年人晚上睡得香，可降低心肌梗塞、高血壓發病率。

大小便養生訣竅：緊閉口齒不講話

76歲的王老先生，身子骨一向硬朗，不久前患了便秘，王老覺得便秘是個小問題，所以也沒放在心上。像往常一樣，王老去廁所排便，但這一去就再也沒有回來。原來王老已經三天沒有排便，肚子脹得難受，早起上廁所時因用力過大，突發心肌梗塞，摔倒在廁所，不治身亡。

排便是生活中再常見不過的了，每個人都要拉撒，但是這樣的小事情，卻有養生大玄機，尤其是上了歲數的老年人、心臟病患者，更要注意。一般來說，排便時要專心，不要三心二意，不專心和有了便意不去上廁所一樣有害。中醫認為，用心排便，緊閉口齒，不講話，可使精氣不隨大小便而外泄，有補腎健齒的作用。簡單一點說就是，排便時要閉上眼睛，閉上嘴巴，咬住後牙槽。

其實，類似王老這樣因便秘引發心臟病的不在少數。便秘是個小毛病，卻讓很多人苦不堪言，對於心臟病人來說，便秘是很可能致命的。所以，我們一定要養成良好的排便習慣，不管能不能排出來，都要養成每天定時上廁所的習慣，讓腸道也有自己的「生理時鐘」。

此外，每天晚上入睡前要堅持按摩腹部：平躺在床上，把雙手搓熱後，按摩腹部，每天三百次以上，以肚臍為中心，包括兩側的小腹部。按摩有兩個好處，一是大家平時運動少，自我按摩權當是做適量的運動，每次按摩完之後，身上都會熱乎乎的，有種全身通透的感

覺，這就是氣血活絡的表現；同時，按摩腹部還可以增加腸胃蠕動，達到消除便秘的目的。

睡向與地球磁力線一致，才能睡得安穩

良好睡眠帶來的美妙感覺是任何事情都無法取代的，有人卻長期遭受不良睡眠的困擾，每天輾轉反側難以入睡，即使睡著了也會不停做夢，早晨醒來整個人都非常疲憊，其實這有可能是你的床擺放位置有問題。

地球是一個大磁場，人類和一切生命都在這個大磁場中生存，人們睡眠的方向應該與地球磁場的磁力線保持平衡，這樣才會感覺舒服。我們處於北半球，地球磁力線的方向是從南到北，所以我們最好的睡眠方向也應該是頭朝北，腳朝南。這樣人體內的細胞電流方向正好與地球磁力線方向成平行狀態，人體內的生物大分子排列則為定向排列，氣血運行便可通暢，代謝降低，能量消耗較少，睡眠中的慢波、快波即能協調進行，加深睡眠深度，就能有一個良好的睡眠品質，人也會感覺很舒服。

如果你總是保持東西向的睡眠方向，人體睡眠時的生物電流通道與地球磁力線方向相互垂直，那麼地球磁場的磁力就會成為人體生物電流的強大阻力，人體為恢復正常運行達到新的平衡狀態，就得消耗大量熱能，用來提高代謝能力，從而導致體溫升高，氣血運行失常，通常會出現頭昏、煩躁、失眠、頸椎酸疼等症狀。

關於睡眠姿勢，以感覺舒服為宜。有的人喜歡右側臥，有的人習慣左側臥，還有的人習慣仰臥，這都是個人習慣問題，跟身體狀況不

同也有關係。比如，心臟部位有疾患的人，很自然會採取右側臥的睡姿，因為壓迫心臟會產生不適感；同理，肝病患者以左側臥為佳。

關於睡眠時間，通常說每天應該睡足8個小時，但也要因人而異。小孩可能一天要睡10幾個小時，老人可能4、5個小時就夠了，有的人工作繁忙可能睡10個小時還是覺得累，有的人每天很輕鬆可能睡6個小時就會自然醒，這些都很正常。總之，身體感覺舒服就是適合自己，個體感受才是最重要的。

莫讓輻射這個隱形殺手摧毀你的免疫力

現今社會，輻射像一個隱形殺手，時刻威脅著我們的健康。醫學研究證明，長期處於高電磁輻射的環境中，會使血液、淋巴液和細胞原生質發生改變；電磁輻射過度還會影響人體的循環系統、免疫、生殖和代謝功能，嚴重的還會誘發癌症，並加速人體的癌細胞增長。所以，日常生活中要進行防護，減少科技帶來的輻射傷害。

1.手機：不要在接通的瞬間接電話；手機信號弱、電量不足時少聽電話；最好用左耳接聽電話；不要忽視充電器的輻射；不要迷信手機防磁貼；在車上或者戴眼鏡時要少打電話；使用免持聽筒；雷雨天氣不要接打電話；不要放在褲袋裡；莫把手機當胸飾；睡覺時別把手機放枕邊。

2.電腦：電腦螢幕的背面儘量別朝著有人的地方；開關機時，電腦輻射強度比較大，此時最好不要緊挨著電腦；在電腦桌前放一盆仙人掌有助減少輻射；調整好電腦螢幕的亮度；與電腦螢幕保持適當距離，最好距螢幕50公分以上；多吃胡蘿蔔、豆芽、番茄、瘦肉、動物

肝等富含維生素A、維生素C和蛋白質的食物，經常喝些綠茶等；使用電腦後，臉上會吸附不少電磁輻射的顆粒，要及時用清水洗臉，這樣會使面部所受輻射減輕70％以上。

3.**微波爐**：用微波爐烹調食物時，中途絕不可將微波爐的門打開，一旦發現微波爐的門沒關緊，應立刻停止使用，以免外洩的微波損害人體健康；食品放入微波爐解凍或加熱，若忘記取出，如果時間超過2小時，則應丟掉不要，以免引起食物中毒；忌將普通塑膠容器放入微波爐加熱，忌使用金屬器皿；忌長時間站在微波爐前，啟動微波爐後，人應距離微波爐至少1公尺。

沐浴身心，換來健康好體格

沐浴不僅可以清潔皮膚，還可以養生保健，防治疾病。沐浴養生在中國已有幾千年歷史，古時，「沐」指洗頭，「浴」指洗身。沐浴調節身心要講究方法，單純的用水沖洗很難有養生的效果。

有皮膚疾病的人，可在洗澡水中倒入200克白酒，經常用此洗浴，不僅可治皮膚病，使皮膚光滑柔軟、富有彈性，還可治療關節炎。若你希望改善膚質，可以把菊花、薰衣草等用文火熬1小時左右，濾去渣，倒入洗澡水中洗浴；如果你的皮膚已經很好了，那麼在洗澡時把略經稀釋的牛奶塗抹在身上，15分鐘後沖淨，就能夠使皮膚更加光滑細膩。另外，在洗澡時可以做做以下幾個小動作，不但能加速緩解疲勞的程度，也能改善一些小毛病的症狀。

1.**身體疲勞常搓臉**：多數人都有這種感覺，疲勞時搓一搓臉，馬上就會神清氣爽起來。這是因為面部分佈著很多表情肌和敏感的神

經，熱能刺激這些神經，搓臉能加速血液流動，同時舒展表情肌。洗澡時搓臉的速度以每秒一次為宜，每次約3分鐘即可。需要注意的是，以40℃的溫水消除疲勞最理想，如果水溫過高，消耗熱量多，不但不會消除疲勞，反而會讓人感到難受；水溫過低，使血管收縮，不易消除疲勞。

2.**大便不暢揉肚子**：洗澡時可用手掌在腹部按順時針方向按摩，同時腹部一鼓一收地大口呼吸，並淋浴腹部，可治療慢性便秘並防治痔瘡。

3.**消化不良勤吸氣**：食欲不振時可選擇在飯前30分鐘入浴，用熱水刺激胃部，待身體暖和後，再用熱水在胸口周圍噴水，每沖5秒休息1分鐘，重複5次；泡澡時可先在熱水中泡20～30分鐘，同時進行腹式呼吸，再用稍冷的水刺激腹部，這種冷熱水的刺激能促進胃液分泌，增進食欲。

別讓運動成了健康的阻礙

運動會加快食物消化，使血液循環暢通無阻，從而遠離疾病，但一定要適度，因為大量運動會耗費人體大量氣血。我們知道，大量的精氣儲藏於人體深處，它持續緩慢地供應著人體的日常生活所需，大量運動會在短時間內造成大量氣血損耗，逼迫人體把原本應該儲藏起來慢慢使用的精氣在短時間內大量釋放出來，以維持人體需要。年輕時運動過度，可能當時並沒有什麼不適的感覺，但歲數大了，很多疾病就會找上門來。這在專業運動員身上很常見，他們中的很多人，年齡稍大後身體出現的問題比常人多。

運動有益健康，關鍵在「度」，一定要把握好適量的原則。每日取平緩之法，活動活動身體，既促進經絡中氣血的流通，又不損耗氣血，這才是正確的運動之道。此外，運動養生還需要注意以下兩點：

1.運動時間不要太晚：許多繁忙的都市人都利用夜間運動，殊不知，人體經過一整天的體力消耗，到了晚上已經沒有多餘的能量可供運動，所以運動時身體必定是調動儲存的肝火，加上運動的激發，精神處於亢奮狀態，在夜間九、十點停止運動後，至少需要兩至三個小時才可消除這種亢奮，進入睡眠狀態，由於肝火仍旺，這一夜的睡眠必定不安穩。這種運動方式對身體不但沒有任何益處，如果形成長期的習慣，反而成為健康的最大殺手。多數人以為運動可以創造能量，所以在運動之後精神特別好，其實這完全是透支肝火的結果。

2.冬天要減少運動：有個年輕女孩，為了增強體質便開始運動，冬天也不例外。冬天時，這個女孩每天打兩三個小時的桌球，每次都出一身大汗，自己感覺身體很舒服。而她的一個中醫朋友囑咐她趕緊停止運動，否則來年必病，但她認為只有運動才能強身，所以沒有理會，照常這樣運動。冬去春來，女孩的體質不但沒有增強，還頻頻感冒，等到冬天又一次來臨，年輕女孩便聽從朋友的話，減少運動，來年，她的健康狀況有了明顯好轉。

古人有「冬不潛藏，春必病溫」之說，冬季是人體陽氣潛藏、溫養臟腑的好時期，此時儘量減少活動，否則春天就會生病。

第十六章

平時好好澆灌全息反射區，就能結出健康的碩果

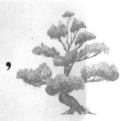

每一處反射區都是健康長壽的樂土

很多人都是得了病以後才開始關注自己的身體，沒病時覺得身體是為自己奉獻的苦勞力，從不去關心安撫，等到生了病，才急急忙忙去關照，打針吃藥，這些都是亡羊補牢，不僅花錢，也不能讓身體恢復到不生病前的狀態。因此，我們要定時關心身體。

可怎麼關心呢？有人說：我天天吃降壓藥，肝、腎都不舒服，總不能讓我剖開肚子去摸摸肝、摸摸肺吧？當然不用，這裡給大家推薦一種反射區療法，讓大家輕輕鬆鬆防病治病。

什麼是反射區呢？我舉個例子大家就明白了。比如，一個人住在18樓06室，我們在樓下按1806的門鈴，這個人的門鈴就會響，而其餘1107、1803等都不會有反應。人體反射區就像這些數字，我們的臟腑器官就是住戶和門鈴，它是一個準確對應的關係。比如我們足底就有腎的反射區，刺激足底的相應部位，腎就會有感應，這樣就相應地把腎的自癒潛能給調動起來了。

那全息反射區又是怎麼回事呢？這要從張穎清先生的全息理論說

起。張先生認為，一切動植物都是由全息胚組成的，它包含著生物整體的全部資訊，以大蒜為例，種一瓣蒜到土裡，收穫時就會變成一株蒜；同樣，把馬鈴薯的一個芽眼種下去，能長出一個完整的馬鈴薯。事實上，全息胚就相當於那一瓣蒜，或者馬鈴薯的芽眼。

除足底之外，我們身上還有很多全息胚，比如耳朵、脊柱、手部、腹部等，這些全息胚上都有完整的五臟六腑反射區，每一個全息胚就相當於一個縮小的人體，裡面處處都有健康的慧根。這些全息胚就是使人體健康的種子，平時只要好好澆灌，它就能結出健康的碩果。

反射區往往能反映出人體器官的很多病。以腳為例，腳在身體的最低處，由於地心引力的作用，當人體新陳代謝的廢物沉積在腳底後，腳底的這些反射區就會發出身體不健康的信號。像腳底的子宮反射區，如果一摸這裡感覺酸痛或有疙瘩，就知道是子宮出了問題，這時我們揉一揉，推一推，按一按，把這個疙瘩給揉開，就能讓全身的循環重新通暢。路通了，垃圾沒了，病就好了。

用全息反射療法治病，主要是讓人做到不存病。一般我們的病在醫院確診後，實際上都已經錯過了治病的最佳時期。所謂「上醫治未病」，反射療法就是讓你通過身體上的各個反射區來把疾病消滅於萌芽狀態，儘早調治，不讓疾病有發展的機會。當你胃不舒服，揉一揉胃的反射區，兩三天沒解大便了，趕緊刮一刮小腸和大腸反射區，不用等到胃下垂、胃潰瘍、腸癌發生時再去找醫生。

全息反射區的手法分按、揉、推、刮四種，反射區不像穴位那麼小，也不像經絡那麼長，它是一小塊，像子宮的反射區就是內腳踝裡側一片梨形的區域；但也有特別的，像小腦腦幹反射區就是大腳趾內

側的一個點，這就比較小了。在具體治療時，區域比較大的，比如小腿反射區，就用大拇指按揉或用手掌來推刮；如果是區域比較小的，用手指按揉就可能不太方便，那就直接用手指的指腹來點按。

面部反射區

中醫學上講，人的面部有人體五臟六腑的反射區，所以，從面部就可以診斷出人體五臟六腑哪裡出了問題，以便做出及時調節，避免更嚴重的問題出現。下面就告訴大家關於人體各臟腑所對應的面部反射區，知道了這些反射區，就可以對症治療，及時解除健康隱患。

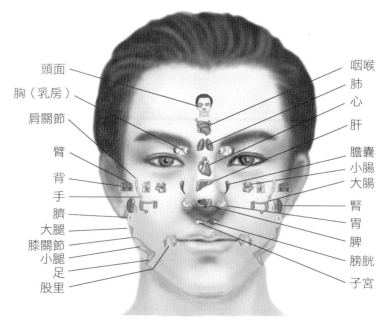

頭面　胸（乳房）　肩關節　臂　背　手　臍　大腿　膝關節　小腿　足　股里

咽喉　肺　心　肝　膽囊　小腸　大腸　腎　胃　脾　膀胱　子宮

面部反射區

1.**心臟**：反射區域在兩眼角之間的鼻樑處。此處出現橫紋或橫紋比較明顯，表示心律不整或心臟狀況不好。

2.**腦**：反射區域在兩眉頭之間。此處出現豎紋，豎紋很深並且該部位發紅，顯示此人心腦血管供血不足、頭痛、神經衰弱、多夢、睡眠不良、心悸、煩躁等。

3.**肺**：反射區域在兩眉1/2之間，額頭1/3以下的部位。若額頭中間比較凹，且顏色晦暗、或發青、或有斑，說明此人肺部有疾病；若兩眉頭部位有痣、瘊子或發白，則表示此人有咽喉炎，或扁桃體炎，或胸悶氣短，或肺有病。

4.**胸（乳）**：反射區域在兩眼角與鼻樑之間。若男性此部位晦暗或發青，說明他胸悶氣短；若女性此部位晦暗或發青，說明她經期時乳房脹痛。

5.**肝**：反射區在兩眉1/2處至太陽穴以上，額頭1/3以下的部位，及鼻樑中段。若這兩個部位發青晦暗或有斑，可能是脂肪肝；若這兩個部位或其中一個部位有青春痘，表示此人肝火旺；若太陽穴處有斑，表示肝功能衰弱。

6.**膽**：反射區在鼻樑高處的外側部位。若此部位有紅血絲狀、青春痘，或早晨起床後嘴裡發苦，表示膽部有了輕微炎症；若有斑，可能有膽囊炎。

7.**腎**：反射區在眼外角平線與耳垂起直線相交的部位。若此部位有紅血絲、青春痘，或有斑，表示此人腎虛，易倦怠，腰背及腿部酸疼；此部位有很深且大的斑，極有可能是腎結石。

8.**膀胱**：反射區在鼻下人中兩側的鼻根部位。此部位發紅，有紅血絲、青春痘、生瘡等，表示有膀胱炎，會出現小便赤黃、尿頻尿急

等症；鼻根發紅，但尿不頻、不急且整個鼻樑骨發紅，則是鼻炎。

9.**脾**：反射區在鼻頭。若鼻頭發紅或酒糟鼻或鼻頭腫大，表示脾熱或脾大，一般感覺頭重、臉頰疼、心煩等；若鼻頭發黃或白，是脾虛，會出現汗多、畏風、四肢懶動、倦怠、不嗜食等症狀。

10.**胃**：反射區在鼻翼。若鼻翼發紅，是胃火，易饑餓、口臭；有紅血絲且比較嚴重，一般是胃炎。

足部反射區

在各種反射區中，我們對足部反射區最為熟悉，在大街上經常可看到足療的招牌。事實上，足底按摩非常簡單，大可不必花錢請別人來幫我們按摩，自己輕輕鬆鬆就可以做足療，不僅省錢，效果還很好。

和身體的其他反射區一樣，我們的腳就像一面鏡子，人體的五臟六腑全在這面鏡子裡。當身體的臟腑器官發生問題時，這面鏡子就以痛感或其他方式顯示出來，按摩這些敏感部位，疾病就會解除。換句話說，你如果試著按壓腳底，就可以知道身體不適之處，只要對這個不適之處加以按摩，就可以收到袪病的效果。

另外，足部反射區並不像穴位一樣只是一個小點，而是以這個反射區為中心的一小片，所以一般人即使絲毫沒有中醫底子，也能判斷出病情。首先，你可以先從腳底的膀胱、輸尿管、腎臟、腎上腺的四個反射區順序按壓檢查；其次，依足底反射區圖對其他器官的反射區進行逐一按壓，直到摸到痛點，就算是找到病根了；最後，根據不同情況進行按摩。

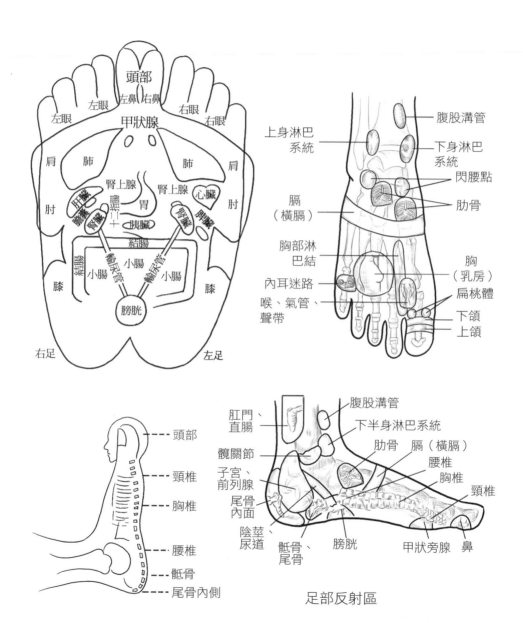

足部反射區

足部反射區主要採取按壓、推揉等手法對反射區進行刺激，刺激強弱因人而異。一般而言，年齡偏大、體質弱者，適用弱刺激；年齡較輕、體質強者，適用強刺激。強刺激用力重、時間短，1～3分鐘即可，每天1～3次；弱刺激用力輕、時間長，可持續刺激30～40分鐘，每天1～3次。揉按時應力求手法熟練柔和，用力持久均勻。

手部反射區

手是人體接觸外部最直接、最敏感的部位，從生物全息論的角度，手部區域相當於反映全身資訊的一個全息胚。由於手部血管神經分佈密集，手三陰、三陽經在手部相互貫通，通過經絡系統與全身連通，所以說，手部是人體資訊相對集中的地方，各種生理病理的資訊均可在手上顯現出來。

全息理論認為，手是一個相對獨立的部分，人體的每個臟腑器官均在手上有相應的反射區或投影點，內在臟腑器官的資訊就通過這些反射區反映出來，對這些反射區進行按摩等刺激，就能有效調整臟腑器官的功能，啟動人體的生物功能，發揮治療疾病、養生保健、延年益壽的作用。以下為大家介紹幾種手療保健方法：

1.養肺：雙手五指交叉，對敲大小魚際（肺臟反射區）36下，對肺有好處。

2.全身關節活動：雙手五指交叉，揉動手指、掌骨、腕關節36下，相當於全身關節運動。

3.鍛煉雙腿：用食指和無名指彈桌子，注意大拇指、中指和小指不能接觸。

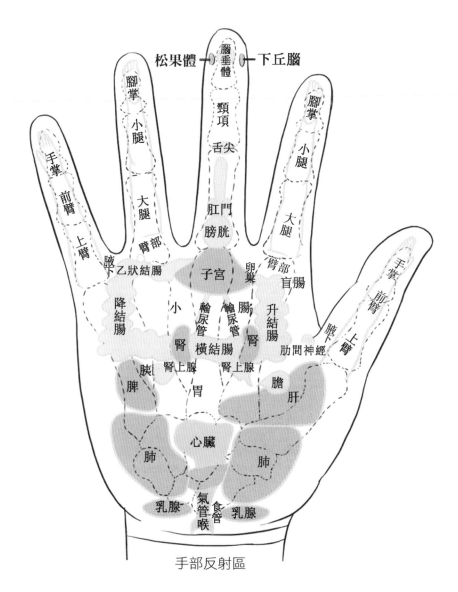

手部反射區

4.**治療手、足、背、臀部發冷**：雙手交叉上下對搓，直到發熱；左手掌壓右手背，手指交叉，上下相搓，直到發熱，再換手（右手掌壓左手背），此法尤其適宜手腳冰涼的女性朋友。

耳部反射區

　　耳部是聽覺器官的組成部分，不僅能幫助收集來自各方的聲音，將聲音傳入耳道，還可幫助人們準確地判斷聲源方向。事實上，耳的作用還不止這些，《黃帝內經》提到：「耳者，宗脈之所聚之地。」它認為，耳朵不是一個孤立的器官，它和全身經絡及五臟六腑都存在著密切的聯繫。

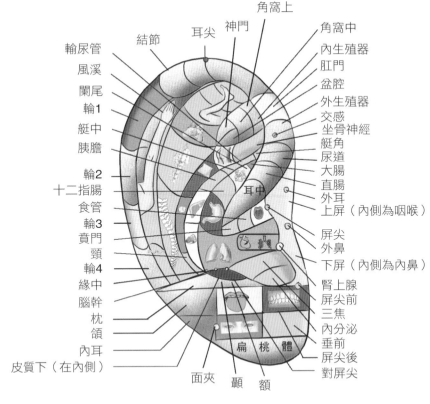

耳部反射區

現代醫學研究把耳郭比喻為縮小的人體，它與各個器官組織都有一定的聯繫，人體各器官組織在耳郭的局部皮膚上都有相應的刺激點，一旦器官組織發生病變，耳上的某個特定部位就會產生一定的變化和反應，因此刺激某個耳穴時，就可以診斷和治療體內相應部位的疾病。一些老經驗的醫學專家還可通過耳部皮膚顏色的深淺變化、有無凹凸變形、結節或脫屑、毛細血管是否充盈等協助診斷疾病。以下為大家介紹幾種耳部反射區按摩法：

1.提拉耳尖法：用雙手的拇指、食指捏耳上部，先揉捏此處，然後往上提揪，直至該處充血發熱，每次15～20次。此處主要有人體的盆腔、內外生殖器、足部、踝、膝、胯關節等。

2.上下按摩耳輪，並向外拉：以拇、食二指沿耳輪上下來回按壓、揉捏耳輪，使之發熱發燙，然後向外拉耳朵15～20次。耳輪處主要有頸椎、腰椎、胸椎、腰骶椎、肩、肘等部位的反射區。

3.下拉耳垂法：先將耳垂揉捏、搓熱，然後向下拉耳垂15～20次，使之發熱發燙。耳垂處的穴位有頭、額、眼、舌、牙、面頰等部位的反射區。

4.按壓耳窩：先按壓外耳道開口邊的凹陷處，此部位有心、肺、氣管、三焦等部位的反射區，按壓15～20下，直至此處發熱、發燙；然後按壓上邊凹陷處，此部位有脾、胃、肝、膽、大腸、小腸、腎、膀胱等部位的反射區，同樣來回摩擦按壓15～20次。

上面介紹的耳部四種按摩法，基本上將耳部各處都按摩到了，按摩的程度一定要有發熱、發燙的感覺，這樣可促進耳部的血液循環，治療的資訊就會通過體內的傳導經絡傳導到相應的臟腑，改善相應臟腑的功能，起到治病和保健的作用。

脊柱反射區

　　脊柱由26塊椎骨連接而成，是脊背部最明顯的骨性標誌和人體的健康平臺，全身臟腑器官都懸掛在它的兩側。在傳統經絡學說中，脊背部有116個穴位和5條經絡，與人體的一些重要臟腑器官存在直接的對應關係。

　　在脊柱的兩側，膀胱經內側的邊緣上，同時存在兩條全息反射區。第1寰椎至第四頸椎為頭部反射區；第5、6、7頸椎為頸部反射區；第7頸椎至第1胸椎為上肢全息反射區；第2、3胸椎為心、肺全息反射區；第4、5胸椎為肝、膽全息反射區；第6胸椎為胃全息反射區；第7、8胸椎為十二指腸、脾全息反射區；第9、10、11胸椎為腎（腰）全息反射區；第12胸椎至第4腰椎為下腹全息反射

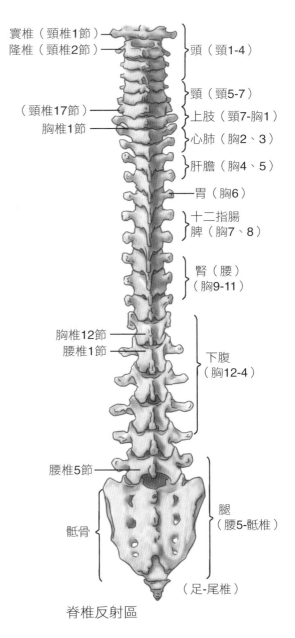

寰椎（頸椎1節）
隆椎（頸椎2節）
頭（頸1-4）
頸（頸5-7）
（頸椎17節）
胸椎1節
上肢（頸7-胸1）
心肺（胸2、3）
肝膽（胸4、5）
胃（胸6）
十二指腸
脾（胸7、8）
腎（腰）
（胸9-11）
胸椎12節
腰椎1節
下腹
（胸12-4）
腰椎5節
腿
（腰5-骶椎）
骶骨
（足-尾椎）

脊椎反射區

區；第5腰椎至骶椎為腿的全息反射區；尾椎為足的全息反射區。

對脊背部及相關軟組織易發生退化性改變和損傷的反射區進行適宜的刺激，即通常所說的捏脊，可有效發揮脊椎在人體調節中的積極作用，對亞健康、脊柱病、軟組織疼痛、各臟腑器官功能失調或低下，有良好的診療效果。以下以表格的形式介紹一下脊椎、脊神經、穴位及疾病之間的相互關係。

脊椎	穴位	相關神經所主臟器及部位	相關神經引發的疾病
頸椎1節	啞門穴	頭部血管、腦垂體、面部、中耳、內耳、交感神經系統	頭痛、失眠、健忘、眩暈、高血壓、神經過敏
頸椎2節	——	眼、耳、舌	耳聾、耳鳴、耳痛、眼病、昏厥
頸椎3節	——	顎、牙、面骨、外耳、三叉神經	粉刺、牙痛、神經痛、神經炎、痤瘡、濕疹
頸椎4節	——	鼻、口、唇、耳、咽管	中耳炎、耳聾
頸椎5節	——	咽、聲帶、腮腺	喉炎、咽炎、嗓音嘶啞
頸椎6節	——	頸部肌肉、肩部、扁桃體	落枕、肩痛、扁桃體炎、百日咳、哮喘
頸椎7節	大椎穴	甲狀腺、肩、肘	黏液囊炎、甲狀腺炎、傷風
胸椎1節	陶道穴	食道、氣管、手	氣喘、咳嗽、支氣管哮喘、呼吸不正常
胸椎2節	無名穴	心臟、冠狀動脈	胸口痛、心臟病
胸椎3節	身柱穴	肺、胸肌、乳腺	支氣管炎、肺炎、流感、胸膜炎
胸椎4節	巨闕穴	膽囊、膽管	膽囊炎、黃疸病
胸椎5節	神道穴	肝	肝病、低血壓、發熱、貧血、關節炎
胸椎6節	靈台穴	胃	胃炎、胃潰瘍、消化不良
胸椎7節	至陽穴	胰腺、十二指腸	糖尿病、胃潰瘍、胃炎
胸椎8節	八椎下	脾、橫膈	呃逆、抵抗力降低
胸椎9節	筋縮穴	腎上腺	麻疹、過敏症

脊椎	穴位	相關神經所主臟器及部位	相關神經引發的疾病
胸椎10節	中樞穴	腎	腎炎、血管硬化
胸椎11節	脊中穴	腎、輸尿管	皮膚病、痔瘡、濕疹
胸椎12節	接脊穴	小腸、輸卵管、淋巴系統	腹脹氣、風濕病
腰椎1節	懸樞穴	大腸、結腸、腹股溝	結腸炎、痢疾、便秘、腹瀉
腰椎2節	命門穴	腹肌、盲腸、大腸	盲腸炎、腸痙攣、靜脈曲張、呼吸困難
腰椎3節	下極腧	卵巢、睪丸、子宮、膀胱、膝關節	月經不調、膀胱病、小產、膝痛
腰椎4節	腰陽關穴	前列腺、腰肌、坐骨神經	坐骨神經痛、排尿痛、月經不調
腰椎5節	尾閭穴	小腿、踝、腳	腿部血液循環不良、踝關節炎

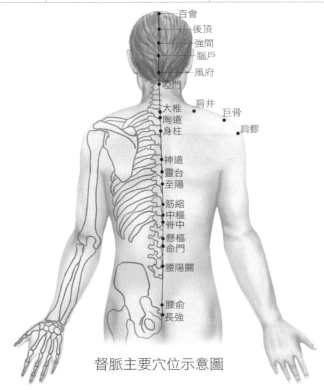

百會
後頂
強間
腦戶
風府
瘂門
大椎　肩井　巨骨
陶道
身柱　肩髎
神道
靈台
至陽
筋縮
中樞
脊中
懸樞
命門
腰陽關
腰俞
長強

督脈主要穴位示意圖

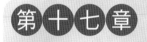

健腦革命幫你留住記憶力

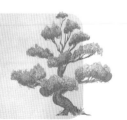

讓我們清醒著慢慢變老

　　所謂的老年癡呆症，又名阿茲海默症，是發生在老年期及老年前期的一種原發退行性腦病，指的是一種持續性高級神經功能活動障礙，即在沒有意識障礙的狀態下，記憶、思維、分析判斷、情緒等方面的障礙。流行病學資料顯示，一旦得了老年癡呆，恢復的可能性極小。所以，老年癡呆症重在預防，主要應從以下幾方面進行：

　　1.飲食均衡，避免攝取過多的鹽分及動物性脂肪。一天食鹽的攝取量應控制在10克以下；要多吃豆類食品，少吃動物性脂肪及糖，可食用人參、黨參、蛋黃等；避免過度喝酒、抽煙；生活有規律。

　　2.避免過於深沉、消極、唉聲歎氣，要以開朗的心情生活。

　　3.多吃不飽和脂肪酸，如一天2顆深海魚油丸，保證腦細胞膜傳遞電資訊正常。

　　4.補充多種維生素，可每天吃1顆綜合維生素，保證腦細胞產生足夠的能源。

　　5.有高血壓者須吃降血壓藥物，有動脈硬化者必須服用軟化血管、降低膽固醇的卵磷脂和深海魚油丸，必要時吃丹參、川芎等，確

保腦供血充足。

6.運動是促進腦發育的關鍵，常做一些複雜精巧的手工可促進腦的活力，如做菜、吹奏樂器、畫畫等，都有預防癡呆的效果。

7.多從事感興趣的事及各式社會活動來促進腦細胞發育，保持神經暢通。

8.要積極用腦，預防腦力衰退。例如在看電視連續劇時隨時說出自己的感想，便可達到活用腦力的目的；發表讀書心得、下棋、寫日記、寫信等，也是簡單且可健腦的方法。

會吃枸杞子，健腦益智很簡單

《本草綱目》記載：「枸杞，補腎生精，養肝，明目，堅精骨，去疲勞，易顏色，變白，明目安神，令人長壽。」它在傳統醫學中具有重要地位，其藥用價值備受歷代醫家推崇，既是傳統名貴中藥材，也是營養滋補食品，它能有效抑制癌細胞生成，可用於癌症防治。

現代醫學研究發現，枸杞子含有豐富的胡蘿蔔素、維生素A、維

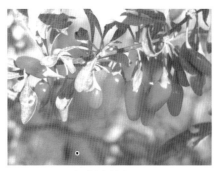

新鮮的枸杞子

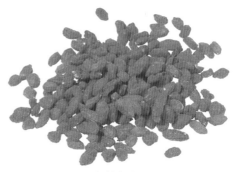

中藥枸杞子

生素B$_1$、維生素B$_2$、維生素C和鈣、鐵等眼睛保健的必需營養，故擅長明目，所以俗稱「明眼子」。而且，枸杞子還具有免疫調節、抗氧化、抗衰老、抗腫瘤、抗疲勞、降血脂、降血糖、降血壓、補腎、保肝、明目、養顏、健腦、排毒、保護生殖系統、抗輻射損傷等功能。

枸杞子一般人均可使用，是益壽養生的天然寶貝，適宜肝腎陰虛、癌症、高血壓、高血脂、動脈硬化、慢性肝炎、脂肪肝患者，用眼過度者，老人更加適合。不過，枸杞子不適宜外感實熱、脾虛泄瀉者服用，一般不宜和溫熱的補品如桂圓、紅參、大棗等共同食用。

枸杞子與合適的材料搭配，既美味又能發揮功效。這裡，向大家推薦一款枸杞羊腦燉湯，對健腦益智大有幫助，尤其適用於腦力勞動者及老年腎虛記憶力減退者。

枸杞羊腦燉湯

材料：枸杞50克，羊腦1副，鹽、蔥、料酒、薑各適量。

製法：枸杞子洗淨，羊腦去筋膜，放入沙鍋內，加入少許鹽、蔥、料酒、薑，隔水燉熟即可，空腹吃下。

功效：補腎填髓，健腦益智。

卵磷脂，給大腦補充必要的營養

卵磷脂是與蛋白質、維生素並列的「第三營養素」，它作為一種營養成分，在增進健康及預防疾病方面的重要作用，早已贏得世界營養專家、藥物學家和醫學家的普遍認同。雖然它的功效不像消炎藥那樣立竿見影，但有著全面、長遠、穩定的效果，同時又沒有藥物的副

作用，因此是保健養生的上選。

研究證實，卵磷脂不但可以預防脂肪肝，還能促進肝細胞再生；同時，卵磷脂可降低血清膽固醇含量，防止肝硬化，並有助恢復肝功能。在促進大腦發育，增強記憶力方面，它的作用更加顯著。

隨著年齡增長，人的記憶力會減退，其原因與乙醯膽鹼含量不足有一定關係。腦部的神經傳導物質減少是引起老年癡呆的主要原因，而這種物質是神經系統資訊傳遞時的必需物質。你可能想不到，這種物質也是卵磷脂的基本成分。所以，長期補充卵磷脂可以減緩記憶力衰退的進程，預防或推遲老年癡呆的發生。

卵磷脂還具有乳化、分解油脂的作用，可促進血液循環，改善血清脂質，清除過氧化物，使血液中膽固醇及中性脂肪含量降低，從而對高血脂和高膽固醇具有顯著的防治功效。而且，它還是糖尿病患者的良好營養品，可以有效化解膽結石，也是良好的心理調和劑。

日常食物中，蛋黃、大豆、魚頭、芝麻、蘑菇、山藥、黑木耳、穀類、小魚、動物肝臟、鰻魚、紅花子油、玉米油、向日葵等都含有一定量的卵磷脂，不過，營養及含量較完整的還是大豆、蛋黃和動物肝臟。所以，給大腦補充營養，尤其是老年人，平時應該多攝取這些食物，當然也可以補充一些富含卵磷脂的營養品。

桑葚，幫你留住年輕的大腦

大腦也像人體一樣，會隨著年齡的增長而衰老，在形態和功能上都會發生遲行性變化，如智力衰退、思維紊亂、記憶下降、性格改變、行動遲緩等；同時，腦血管不同程度的硬化也會加速腦的老化過

程。那麼，我們如何應對大腦的衰老？如何挽救我們慢慢失去的記憶呢？

現代科學研究發現，桑葚具有豐富的胡蘿蔔素及維生素，含有許多以亞油酸為主要成分的脂肪油，對大腦的發育及活動很有補益。同時，桑葚對脾臟有增重

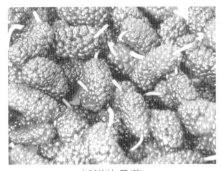
新鮮的桑葚

作用，對溶血性反應有增強作用，可防止人體動脈硬化、骨骼關節硬化、促進新陳代謝。它含有的葡萄糖、果糖、蔗糖、鈣、胡蘿蔔素、維生素等成分，可以促進紅血球生長，防止白血球減少，對治療糖尿病、貧血、高血壓、高血脂、冠心病、神經衰弱等病症具有輔助功效。下面推薦一款製作起來非常簡單的桑葚飲。

桑葚飲

材料：桑葚1000克，蜂蜜300克。

製法：將桑葚洗淨，加水適量煎煮；每隔30分鐘取煎液一次，加水再煎，共取煎液2次；將煎液合併，再以小火煎熬濃縮；至較黏稠時，加入蜂蜜，燒沸停火，冷卻後裝瓶備用。

功效：滋補肝腎，健腦益智。

不過，桑葚中含有溶血性過敏物質及透明質酸，過量食用容易發生溶血性腸炎，少年及兒童不宜多吃，且其含糖量很高，糖尿病人應忌食。

頭部熱敷讓老人耳聰目明腦力健

在中醫裡，有一種外部治療方法叫熱敷，它可以使局部肌肉鬆弛，血管擴張，起到消炎、消腫的作用，還對因寒濕聚集、氣滯血淤引起的疼痛有很好的治療效果，老年人常對頭部進行熱敷，能有防病保健的效果。

熱敷的方法是，把毛巾放入水溫在60℃～70℃的熱水中浸泡一會兒，然後輕輕絞乾，把毛巾放在需要熱敷的部位，老年人頭部熱敷主要針對眼睛、耳朵、小腦這三個部位。

1.眼睛：將毛巾放入稍燙手的熱水中，浸透折疊；然後將其放在合閉的雙眼上，雙手在毛巾上輕柔地揉眼，毛巾稍冷後，用熱水重浸再熱敷摩揉。做時保持呼吸自然，心情放鬆，每次可做3～5遍，每天1～2次。具有解除疲乏、保護視力的作用，對預防老花眼、近視也有效果。

2.耳朵：將熱毛巾掩蓋在耳上，左右耳交替，每次交替重複做3～5遍，每天1～2次，可增加耳部的氣血流量，預防耳部疾病及老年人常見的耳聾。

3.小腦：將熱毛巾放於小腦上（枕骨左右兩側，俗稱「後腦勺」），兩側同時熱敷或左右交替熱敷均可，毛巾稍冷後，用熱水重浸再熱敷，每次進行4～8遍，每天1～2次。具有健腦作用，能提高反應力和思維能力，對老年人常見的頭暈、高血壓等也有一定的防治效果。

熱敷法通常少則3個月、多則1年才能取得滿意的效果，所以要長期堅持。

健腦長壽首選名穴：百會穴

百會穴位於頭部，在兩耳郭尖端連線與頭部前後正中線的交叉點，它與腦聯繫密切，是調節大腦功能的要穴。百脈之會，通達全身。

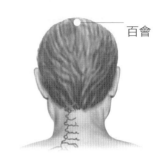

百會

中醫認為，頭為諸陽之會、百脈之宗，百會穴則為各經脈會聚之處。穴性屬陽，又於陽中寓陰，故能通達陰陽脈絡，連貫周身經穴，對於調節人體的陰陽平衡有著重要作用。可以毫不誇張地說，百會穴既是長壽穴又是保健穴，鍛煉此穴可開發人體潛能，增加體內的真氣，調節心、腦血管系統功能，益智開慧，澄心明性，延年益壽，是治療多種疾病的首選穴。醫學研究亦表明，它能治療頭痛、眩暈、脫肛、昏厥、低血壓、失眠、耳鳴、鼻塞、神經衰弱、中風失語、子宮脫垂等症。

該如何對百會穴進行保健呢？這裡推薦四種簡單有效的方法：

1.**按摩法**：睡前端坐，用掌指來回摩擦百會至發熱為度，每次108下。

2.**采氣法**：站坐均可，全身放鬆，意想自己的百會穴打開，宇宙中的真氣能量和陽光清氣源源不斷地通過百會進入體內，時間約10分鐘。

3.**叩擊法**：用右空心掌輕輕叩擊百會穴，每次108下。

4**意守法**：兩眼微閉，全身放鬆，心意注於百會穴並守住，意守時以此穴出現跳動和溫熱感為有效，時間約10分鐘。

第十八章
藥補不如食補，
吃對法就能強身益壽

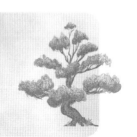

治病還是致病，關鍵看你怎麼吃

　　有人得病會推說是吃了「不好」的東西，其實，食物本身並沒有好壞之分，端看你會不會吃而已。一種菜可能煮著吃很健康，可是你偏偏喜歡醃製的，長期吃下來可能就會引發疾病，這是食物不好嗎？不，只因為你吃得不對。下面就介紹幾種常見食品的合理吃法。

　　1.馬鈴薯：馬鈴薯的營養非常豐富，它所含的蛋白質和維生素C、維生素B_1、維生素B_2都比蘋果高得多，鈣、磷、鎂、鉀含量也很高，尤其是鉀的含量可以說在蔬菜類裡排第一位；它還含有大量的優質纖維素，有預防便秘和癌症等作用。它的烹調方式很多，蒸、煮、炒都可以，就是不要油炸，因為油炸過度會讓所含的澱粉焦糊，產生致癌物質，所以，薯條、薯片都是沒有營養的。還有人喜歡把馬鈴薯皮削掉，其實馬鈴薯皮的營養絲毫不亞於馬鈴薯，可以嘗試連皮吃。

　　2.花生：有人喜歡吃香香的炒炸花生米，但花生米經過火炒或油炸以後，其所含的維生素會被炒炸時的高溫破壞掉，蛋白質、纖維素和新鮮花生衣也會部分碳化或全部碳化，這樣其營養價值和藥用價值

就很低了。吃花生最健康的方式就是水煮，水煮花生能完好地保存其營養成分和藥用成分，而且味道鮮美，食後對人體健康也有益處。

3.雞蛋：雞蛋不可生吃，也不可用熱水、熱豆漿、熱牛奶等沖泡吃，因為這麼做雞蛋根本就不熟，而且雞蛋裡的細菌也沒有被殺死；炒雞蛋也有同樣的問題，所以最好把雞蛋煮熟再吃。雞蛋最好的吃法是煮和蒸，這樣不僅保存了蛋白質、脂肪、礦物質等營養成分，而且維生素的損失也很少。煮雞蛋時宜用文火，控制火候，以不「流黃」為宜。

最後，還是那句話，食物沒有好壞之分，只要吃得正確，每一種食物都能發揮它對身體的益處。

冬吃蘿蔔夏吃薑，青菜豆腐保健康

有句老話說「冬吃蘿蔔夏吃薑，青菜豆腐保健康」，平凡的言語中隱藏著很深的科學養生道理，也體現著中國人的飲食智慧。

第一，要吃應季應地的食物。應季的食物往往最能應對那個季節身體的變化，過去冬吃蘿蔔夏吃薑，春天吃蔥韭，夏天吃冬瓜，都是很有道理的，但現在青菜水果一年四季都有賣，本應夏天才有的東西冬天也能吃到，這雖然給我們的生活帶來方便，但也讓很多人因此失去了季節感，中斷了身體與自然之間那種微妙的聯繫。中醫認為，人以天地之氣生四時之法成，養生要順乎自然應時而變；如果我們不分時節亂吃東西，就很可能在需要清火時卻吃下了熱得要命的東西。

第二，維持人體氣機的升降，保證陰陽平衡。很多人不解，為什麼冬天要吃涼的蘿蔔，而夏天卻要吃熱性的薑。原因是冬天時人體氣

機慢慢地開始外散，到夏天時所有的陽氣已經外散到了末梢，就會出汗，由於陽氣到了末梢，人體內就形成一個寒的格局，就是我們的五臟六腑裡面是寒虛的，是陰的格局，所以夏天時要吃點熱的東西。很多人在夏天覺得熱，就會喝很多冷飲，其實這是錯誤的。喜歡喝冷飲實際上是胃裡有胃寒，熱就會出來攻這個寒，所以形成一種燥熱，這時候越喝冷飲就會越渴，反而喝一點溫水更好。冬天吃蘿蔔跟夏天吃薑的道理正好相反，吃蘿蔔就是用這種比較清涼通氣的東西，把內熱的局面稍微通調一下，使人體達到陰陽平衡。

第三，夏天吃薑保健康。天氣炎熱時，人們喜歡電扇、冷氣對著吹，這很容易引起傷風感冒，這時如果能及時喝點薑糖水，有助於驅逐體內風寒；另外，夏天也是細菌生長繁殖活躍的時期，容易污染食物而引起急性腸胃炎，而薑有殺菌的作用，此時適當吃些生薑或喝點生薑水，能有抗菌殺菌的功效。生薑還有健胃、增進食欲的作用，夏令氣候炎熱，唾液、胃液的分泌會減少，影響人的食欲，如果吃飯時食用幾片生薑，能增進食欲。冬季是進補的季節，人們往往吃肉較多，而吃肉容易生痰，易上火，這個時候如果吃點蘿蔔，不但不會上火，還會有很好的營養滋補作用。

第四，多吃青菜、植物蛋白，少吃肉。想健康長壽，就要注意飲食清淡，多吃青菜及一些植物蛋白，魚、蝦這些東西都屬於高蛋白，熱量比較高，吃多了容易在體內聚集熱量；另外，肉類食物比較油膩，難以消化而停留在腸胃裡，火淤久了以後就成痰。植物蛋白是從植物裡提取的，營養與動物蛋白相仿，但是更易於消化，含植物蛋白最豐富的是大豆。

你扔掉的可能正是最寶貴的部分

人類的食物原料多是來自自然界的各種生物，人們把它們當成食物時，卻習慣留下一部分，扔掉一部分。留下來的部分給我們提供營養，而扔掉的部分就成了污染環境的垃圾。

為什麼要扔掉它們呢？理由很多，可能是口感差一點，或者是品相難看一點，或者就是一種習慣而已。可實際上，你到底扔掉了什麼？扔掉的部分當中有沒有寶貴的東西呢？

蔬菜水果類

不良傳統一：切掉油菜和芹菜的鮮嫩綠葉，扔掉萵筍的葉子，扔掉白菜的老葉

評點：蔬菜幾乎每個部分都有營養價值，綠葉是植物合成營養成分的工廠，也是營養之精華所在，扔掉它會大量降低蔬菜的營養價值。比如白菜外層綠葉中的胡蘿蔔素含量要比中心白色葉子高十幾倍，維生素C也要高好幾倍；又比如萵筍葉子的胡蘿蔔素、維生素C和葉黃素含量都高於萵筍的莖，其實油麥菜就是葉用的萵筍，萵筍葉子甚至比油麥菜味道還要香濃。

對策：即使覺得混起來炒口感不好，也不要把葉子扔掉，應該掰下來，另做一盤青菜，或用綠葉做湯、做餡。

不良傳統二：削掉茄子皮，厚削蘿蔔、蘋果、紅薯等的皮，撕掉番茄的皮

評點：茄子最令人稱道的強健血管功效便是來自茄子皮，它集中了茄子中絕大部分花青素抗氧化成分，也富含果膠和類黃酮，丟掉

實在很可惜；辛辣的蘿蔔皮中含有相當多的異硫氰酸酯類物質，它正是蘿蔔防癌作用的關鍵成分；蘋果、紅薯和番茄的皮富含抗氧化成分和膳食纖維，也有一定的防癌效果。食用這些蔬果時若能多保留一些皮，更有利於健康。

對策：蔬果還是儘量吃完整的，純天然的感覺最好。如果覺得它們在色彩上或口感上有礙，可以對烹調方法進行調整，或單獨製成另一道菜。比如老北京風味的「炒茄子皮」和「拌蘿蔔皮」就別具特色，集健康和美食於一體。

不良傳統三：掐掉豆芽的頭，扔掉青椒、冬瓜的白色子囊

評點：豆芽中營養最豐富的部分並不是白嫩的芽柄，而是淡黃色的芽尖，根則是纖維素含量最高的地方，費時費力地掐菜，實在是得不償失。而青椒和冬瓜的白色子囊都是維生素C含量特別高的地方，丟掉也很可惜。

對策：這些被丟掉的部份，口感其實很不錯呢。下回，把它們洗乾淨，扔進鍋裡就好啦！

魚肉蛋類

不良傳統一：扔掉能吃的骨頭、軟骨和骨髓

評點：動物的骨頭是營養寶庫。大家通常以為它能夠補鈣，其實它的鈣很難溶出而被人體吸收，其中的硫酸軟骨素、骨膠是對美容非常有益的東西，鬆質骨紅骨髓中的鐵、白骨髓中的長鏈多不飽和脂肪酸，也是有益健康的寶貴資源。

對策：把骨頭多煮一煮，最好用壓力鍋壓軟，然後能嚼的儘量嚼碎，嚥下汁液，柔軟的乾脆吃掉。

不良傳統二：扔掉雞、鴨的皮，扔掉魚鱗

評點：皮裡面富含膠原蛋白，對皮膚有益，雖然脂肪含量高一點，但其脂肪的飽和程度較低；魚鱗不僅含有很多膠原蛋白，而且含有大量的鈣。

對策：用皮煮湯，使其中的膠原蛋白和香味物質溶出來，然後把油去掉，喝湯並吃掉已經去油的皮；魚鱗可以刮下來，放在燉魚的鍋中小火慢燉，然後連湯汁一起吃掉。

人一生吃進多少食物是個定數

有位長壽老人說過這樣一句話：人啊，這輩子吃的東西是個定數。前幾十年你吃多了，那後幾十年你就得餓著。從某種角度看，這句話有一定道理。

我們知道糖尿病人往往吃得多，餓得快，所以就老想吃東西，但防治糖尿病的關鍵就是節食。糖尿病人之所以發病，有些就因為吃得多，飲食不節，不到40歲血糖就高了。現在得了糖尿病，之後肯定只能節食了。

還有些孕婦為了讓胎兒長得好點，就大吃特吃，殊不知，孕婦如果吃得過多，生下的孩子就會過大，從小就有患糖尿病的風險；還有些孕婦覺得多吃水果孩子皮膚會比較好，其實完全不是那麼回事。首先，孩子皮膚的好壞與母親是否多吃水果沒有絕對關係；其次，水果中含有熱量，如果母親吃得過多，胎盤就會把這些營養輸給胎兒，如果母親把血糖吃高了，胎盤也會把母親的血糖輸給胎兒，而胎兒正在發育中，糖源供給多了，他就必須分泌更多的胰島素來利用這些葡萄

糖，所以血糖高的母親容易生出超大嬰兒，且到他們的兒童期、成年期，胰島的功能有可能提前衰退，這樣他們很早就得節食，因為媽媽把本來該他們吃的食物提前吃完了。

元代名醫羅天益在《衛生寶鑒》中說：「謂食物無務於多，貴在能節，所以保沖和而遂頤養也。若貪多務飽，飫塞難消，徒積暗傷，以召疾患。蓋食物飽甚，耗氣非一。」意思是飲食不要過多，貴在能節制，才能保證氣血和諧順暢，身體健康無恙，如果貪吃求飽、積滯難消，就會暗耗內傷，也會因此招致疾病。

食物是最好的藥──身體不舒服可找相應食物

在中醫裡，很多食物都是被當作藥來用的，正所謂「食物是最好的藥」。不同的食物可以呵護身體的不同部位，如果你覺得身體的哪個部位不夠健康，需要改善，可以多吃一些對應的食物，堅持吃上一段時間，情況就會慢慢好轉。

1.海帶護髮：護髮的食物很多，例如黑芝麻、生薑、核桃等，但護髮冠軍是海帶，經常食用海帶不但能補充身體的碘元素，而且對頭髮的生長、滋潤、亮澤也具有非常好的功效。

2.胡蘿蔔、紅薯護眼：維生素A對護眼有極佳功效，假如人體缺乏它，眼睛感受弱光的能力便會下降，對黑暗環境的適應能力也會減退，甚至患上夜盲症。維生素A是由胡蘿蔔素轉變而成的，除胡蘿蔔外，紅薯中也富含豐富的胡蘿蔔素，能提供豐富的維生素A，可提高視力，且常食紅薯對皮膚也很有好處。

3.菠菜護腦：擁有胡蘿蔔素及超氧化物歧化酶等成分的還原食

物，可阻止腦血管病變，從而保護大腦，而「還原食物」中，菠菜的護腦功能最佳，其次為韭菜、蔥、豌豆角、番茄、胡蘿蔔、核桃、花生等，糙米飯、豬肝也是補腦的好選擇。

4.番茄護肺：每星期吃番茄3次以上可預防呼吸系統疾病，保護肺免受細菌感染，但番茄紅素的含量與番茄中可溶性糖的含量是成反比的，也就是說，越是不甜的番茄，番茄紅素含量越高。

5.香蕉護腿：含鉀元素豐富的香蕉是食物中排名第一的「美腿高手」，它所含豐富的鉀元素能幫助你伸展腿部肌肉和預防腿抽筋；其次是芹菜，它有大量的膠質性碳酸鈣，易被人體吸收，可補充雙腿所需的鈣質，還能預防下半身浮腫。

6.深海魚護心：每天吃魚50克，可減少40%心臟病的發生，尤以吃深海魚為佳。魚類所含的不飽和脂肪酸，可降低血壓、抑制心肌的興奮性、減慢心率，從而保護心臟。

7.黑豆護腎：自古黑豆就被譽為「腎之穀」，從外表看，黑豆與人體腎臟相似。其味甘，性平，中醫認為它還具有補腎強身、活血利水、解毒、潤膚的功效，非常適合腎虛者。

8.甘藍護胃：甘藍被譽為「天然胃菜」，患胃潰瘍及十二指腸潰瘍的人，醫生都會建議多吃甘藍。可將甘藍與蜂蜜混合食用，此法有促進潰瘍癒合的作用。

9.綠花椰護膚：綠花椰不僅營養豐富、口感絕佳，還是聞名的「抗癌戰士」，尤其是在防治胃癌、乳腺癌、皮膚癌方面效果尤佳。它含有豐富的維生素A、維生素C和胡蘿蔔素，能增強皮膚的抗損傷能力。

10.雞蛋護指甲：健康的指甲是粉紅色的，因為有充足的血液供

給。若指甲顏色異常，往往是營養缺乏或其他潛在症狀造成的，而高蛋白飲食是維持健康指甲所必需的，雞蛋則是蛋白質的良好來源。

吃飯也要講究「先來後到」

　　不知你是否注意過，不管去餐廳吃飯還是在別人家做客，吃東西的順序大多是：先給孩子喝飲料，大人則專注於魚肉主菜和酒品，吃到半飽再上蔬菜，然後吃主食，主食之後是湯，最後還有甜點或水果。殊不知，這種大眾公認的進食順序是不科學、不營養的。

　　先從飲料說起，這類飲料營養價值甚低，如果用它們填充孩子小小的胃，後面的食量就會顯著減少，容易造成孩子營養不良。而對成年人來說，在饑腸轆轆時如果先攝入魚肉類菜肴，會把大量的脂肪和蛋白質納入腹中，因為魚肉當中的碳水化合物含量微乎其微，顯然一部分蛋白質會作為能量被浪費。不過，浪費營養素還不是最要緊的問題，攝入過多的脂肪才是麻煩。在空腹時，人們的食欲旺盛，進食速度很快，根本無法控制脂肪和蛋白質的攝入量。看看那些常上館子的，有幾個不是大腹便便、脂肪堆積的呢？

　　再就飲酒而言，也以空腹飲酒的危害最大。可是在餐館中，誰也不會吃完米飯再痛飲，多半是涼菜還未入口，酒杯已經斟滿，等到蔬菜等清淡菜肴端上桌來，人們的胃口已被大魚大肉和烈酒飲料所填充，對蔬菜的興趣十分有限。待到主食上桌，大部分人已經酒足菜飽，對主食不屑一顧，或者草草吃上幾口了事。如此，一餐當中的能量來源顯然只能依賴脂肪和蛋白質，膳食纖維當然嚴重不足。天長日久，血脂升高的問題在所難免。

吃了大量重口味的菜肴之後，難免感覺口渴，此時喝上幾碗湯，會覺得比較舒服。可是，餐館中的湯也一樣含有油鹽，有增加血壓、使血脂上升的風險。等到胃裡已經沒有空間，餐廳會端上一盤冰冷的水果或冰品，它們會讓負擔沉重的胃部血管收縮，消化功能減弱。對於一些腸胃虛弱的人來說，吃完油膩食物再吃冷食，更是雪上加霜，很容易造成胃腸不適，甚至引起胃痛和腹瀉。

　　如果把進餐順序變一變，情況會怎麼樣呢？不喝甜飲料，就座後先吃些清爽的水果，然後上一小碗開胃湯，再吃清淡的蔬菜類菜肴，把胃填充大半，然後上主食，最後上魚肉類菜肴，此時可飲少許酒類。如此一來，既不會油脂過量，也不會魚肉過量，輕而易舉地避免了肥胖的麻煩，同時保證足夠多的膳食纖維，延緩了主食和脂肪的消化速度，也能幫助避免高血脂、高血糖的麻煩。

　　從食物類別的比例來說，這樣的順序可以控制肉類等動物性食物的攝入量，保證蔬菜和水果的攝入量，提供大量的抗氧化成分，並維持酸性食物和鹼性食物的平衡。這說起來不過是用餐順序的小變化，做起來，卻是健康生活的大改善。

飲茶要淡，吃飯要溫，喝湯要早

　　茶可以提神醒腦、促進消化，飲茶是一件有益健康的事情，傳統中國人都有喝茶品茶的習慣，但是用來養生的茶，需要的是淡茶，因為茶沖泡得過濃，不僅達不到有益健康的目的，反而會對身體造成不適。茶可以養生保健，但應建立在喝淡茶的基礎上，清茶一杯，才能細品養生的滋味。

我以前喜歡吃熱的食物，吃什麼都是越燙越好。後來一位長壽老人告訴我，吃燙食不好，老人的一番話對我觸動頗深。為了求證老人的話，我特地請教了一位老中醫，他告訴我，生物在進化中都有自身最適合的溫度，進化程度越高，要求最適宜的溫度越嚴格。食物要在合適的溫度內被攝入，才能確保身體健康。

這位老中醫還說，人體體溫約為37℃，口腔和食道的溫度多在36.5℃～37.2℃，最適宜的進食溫度在10℃～40℃，一般耐受的溫度最高為50℃～60℃。當感到燙時，溫度多在70℃左右。經常進熱食的人，在溫度很高的情況下也不覺得燙，但是在接觸75℃左右的熱食時，嬌嫩的口腔、食道黏膜會有輕度灼傷。

熱飲、熱食對食物的消化吸收也不利，那怎麼衡量食物的溫度呢？老中醫說，家長在給小孩餵飯時，都會吹至微溫後再餵，其實，這個溫度對成人來說同樣是最合適的。用嘴唇感覺有一點點溫，也不燙，就是最適宜的。

在我採訪過的長壽老人中，有很多喜歡在飯前喝一碗湯，這是很不錯的做法。常言道「飯前先喝湯，勝過良藥方」。從口腔、咽喉、食道到胃，猶如一條通道，是食物必經之路，吃飯前，先喝幾口湯，等於給這段消化道加點「潤滑劑」，使食物能順利下嚥，防止乾硬食物刺激消化道黏膜。而如果飯前不喝湯，則飯後會因胃液的大量分泌，使體液喪失過多而產生口渴感，這時才喝水，反而會沖淡胃液，影響食物的吸收和消化。

要想健康，就一定要先喝湯後吃飯。但需要注意的一點是，飯前喝湯並不是喝得越多越好，要因人而異。一般中晚餐前以半碗湯為宜，而早餐前可適當多些，因為經過一夜睡眠後，人體水分損失較

多。進湯時間以飯前20分鐘左右為好，吃飯時也可緩慢少量進湯。總之，進湯以胃部舒適為度，飯前飯後切忌「狂飲」。

抗衰延年要注意食物的偏性

中醫裡，食物有辛、甘、酸、苦、鹹五味之說，食物的味道不同，其作用也各有區別。後漢著名醫學家張仲景說：「所食之味，有與病相宜，有與身為害。若得宜則益體，害則成疾。」五臟各有所喜，食物也有偏性，所以，飲食要與食物的四氣五味一致，這樣才能達到好的效果。

辛走氣。辛類的食物是走氣的，肺主氣。如果肺出了問題，就不能吃辛味食物。但是辛味具有發散風寒、行氣止痛等作用，例如蔥薑善散風寒、治感冒；胡椒能祛寒止痛；茴香能理氣。

甘走肉。甜味的食物是走肉的，走脾胃。孩子如果特別喜歡吃糖，說明他脾虛。如果病在脾胃，就要少吃甜味的食物和油膩的食物，因為這樣的食物會讓脾增加代謝負擔，使脾更加疲勞。但是甜味食物具有滋養、強壯身體，緩和疼痛的作用，疲勞和胃痛時可以吃一些。

酸走筋。酸類食物走筋，走肝。如果你患了肝病，就不要吃酸，因為酸具有收斂的作用，太收斂肝氣就不能升發，病就會加重。但是對於多汗、尿頻、腹瀉、流涕不止等病症有很好的效果。

苦走血。苦味的東西走血，即走心。如果病在心上，就應少吃苦味食物，讓心氣升發一下。但苦味食物可以清熱、瀉火，例如蓮子心能清心瀉火、安神，可以治療心火旺的失眠、煩躁之症。

鹹走骨。鹹類食物走骨，即走腎。如果病在骨上，就要少吃鹹，這樣才能把骨養好，把腎養好。但鹹味食物具有軟堅散結、滋陰潛陽等作用，例如早晚喝一碗淡鹽湯，對治療習慣性便秘有很好的作用。

別輕忽主食，吃不夠就有麻煩

為了避免發胖，很多人只吃蔬菜水果，不吃主食，這樣的做法其實是錯誤的。要知道原因，首先就要從我們嘴邊的迎糧穴說起。

鼻子旁邊有個穴位叫迎香穴，在嘴巴兩旁有個穴位叫迎糧穴。從字義上就可以看出，鼻子是用來聞香味，嘴巴是用來吃東西的。現在有很多素食主義者，他們覺得吃素就是吃蔬菜，還有些人認為菜是好東西，比飯好吃也比飯有營養，所以「少吃飯，多吃菜」的飲食觀念也風行起來。

其實祖輩早就給我們指了條明道——迎糧，就是說人要多吃大米、玉米、高粱、地瓜、胡蘿蔔、馬鈴薯等主食。為什麼這麼說呢？我們知道蔬菜要做得可口需要大量的油，現在這不是什麼問題，但過去人們缺衣少食，能吃飽就已經是最大的幸福了，想吃點有油水的東西並不容易，所以蔬菜的製作一般都是用水煮加點鹽，根本談不上可口。而馬鈴薯、地瓜等根莖類食物不需要加油烹煮，煮熟後自然就香噴噴的，引起人的食欲，還容易飽腹，所以幾千年來，我們的祖輩們都是用這類食物作為口糧，蔬菜只是輔助。

雖然如此簡單，那時人們的體質也相當不錯，很少生病。現在那些以蔬菜攝入為主的素食者，動不動就上火、生病，體質弱得似乎一陣風就能吹倒，那就是因為主食的攝取量長期不足，對身體健康極為

不利。

　　另外，為了減肥就儘量少吃主食多吃菜，甚至一點主食都不吃，也是不可取的。肥胖的根本原因在於攝取熱量過多而消耗過少，造成熱量在體內的過度蓄積，而產生熱量最多的營養成分是脂肪，所以胖人往往在食量過大、吃肉過多而運動過少的人群中產生。單從飲食上講，米、麵等主食中含有的脂肪成分並不算多，而往往從副食中的油和肉類中獲得。多吃蔬菜不是壞事，但大部分蔬菜要用油烹調才可口，這樣不僅容易造成熱量蓄積，達不到減肥的目的，而且吃下去容易得病。

　　按照東方人的體質狀況，一個成人每天應當至少吃6兩米飯，如果長期吃含有高蛋白、高脂肪、低纖維的菜，極容易得高血壓、心血管病和肥胖病。即便不得病，亞健康也會悄悄襲向你的身體。所以，我們一定要拋棄「少吃飯，多吃菜」的觀點，科學合理地搭配主食與副食。

老年人長壽的飲食關鍵——十不貪

　　老年人身體器官的功能日漸弱化，對營養的消化吸收大不如青壯年人。這就需要老年人在選擇食物時儘量選擇清淡、易消化的食物，尤其是改善飲食結構，為身體吸收營養創造好的條件。在老年人飲食中，應注意「十不貪」。

　　1.不貪肉：老年人若過多食用肉類，會引起營養失衡和新陳代謝紊亂，易患高膽固醇血症和高脂血症，不利於心腦血管病的防治。

　　2.不貪精：精細米麵中的維生素和膳食纖維含量較少，營養不及

粗米粗麵，因此老年人應適當多吃些粗糧。

3.**不貪硬**：老年人的胃腸消化、吸收功能較弱，如果貪吃堅硬或未熟爛的食物，時間長了易患消化不良或胃病。

4.**不貪快**：老年人往往牙齒脫落不全，飲食貪快易造成咀嚼不爛，從而增加胃的負擔，引起消化不良或胃部不適。同時，飲食太快還會增加發生魚刺或肉骨頭鯁喉等意外事故的危險。

5.**不貪飽**：老年人飲食應七八分飽，如果長期貪多求飽，既會增加胃腸的負擔，又會誘發或加重心腦血管疾病，甚至發生猝死。

6.**不貪酒**：老年人長期貪杯飲酒會使心肌變性，失去正常的彈性，還會加重心臟的負擔，損害肝臟，引起血壓升高等。

7.**不貪鹹**：老年人攝入過多的鈉鹽，容易引發高血壓、中風、心臟病及腎臟疾病，因此，老年人的日常飲食應清淡一些，且要少吃鹹菜。

8.**不貪甜**：老年人經常食用過多的甜食，會造成人體代謝功能紊亂，引起肥胖症、糖尿病、搔癢症、脫髮等，不利於身心健康。

9.**不貪遲**：老年人的三餐進食時間宜早不宜遲，這樣有利於食物的消化和飯後休息，可避免積食或發生低血糖。

10.**不貪熱**：老年人的飲食宜溫不宜燙。過燙的飲食易燙傷口腔、食道和胃黏膜，時間長了還易引發食道癌和胃癌。

老年人的飲食應遵循這「十不貪」，才能全面吸收食物的營養，補充身體所需，延緩衰老，健康長壽，享受人生。

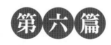

第六篇

名醫、經典、民間土方，
處處都有長壽法寶

　　長壽並不是一個人輕而易舉就能擁有的，它需要一定的養生方法，而人生不過百年，我們不可能以自己的經歷去總結養生經驗。在這一篇中，我從老中醫、經典專著乃至民間土方那裡汲取精華，提煉出對健康長壽最有幫助的養生方法。學習及應用這些方法，會使你活到120歲成為一件很簡單的事。

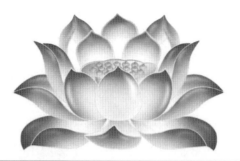

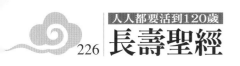

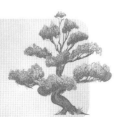

第十九章
與名醫一起尋覓保健良方

扁鵲：最高明的醫術是「治未病」

據記載，扁鵲弟兄三人均為一時名醫，尤以扁鵲最負盛譽。某日扁鵲為魏王針灸，魏王問扁鵲：「你們兄弟三人到底哪一位醫術最高？」扁鵲不假思索道：「長兄最高，我最差。」魏王詫異。扁鵲接著說道：「我長兄治病於病發之前，一般人不知他是在為人剷除病源、防患於未然，所以他醫術雖高，名氣卻不易傳開；而我是治療於病情發作和嚴重之後，人們能看到我為患者把脈開方、敷藥刺穴、割肉療傷，我也確實讓不少病人化險為夷，大家就以為我的醫術比長兄高明。」

最高明的醫術是「治未病」，扁鵲認為能夠及早消除疾病的隱患，將身體遭受疾病侵蝕的危險降到最小，這才稱得上是「上醫」。

治未病是中醫理論的精髓，就是在疾病尚未發生時，能提前預測到疾病的發展趨勢，並採取相應的防治方法，以杜絕或減少疾病的發生。例如，春季萬物萌生，細菌、病毒等致病微生物也相應活躍，感冒之類的疾病就有可能流行開來，所以中醫提出「正月蔥、二月韭」的飲食，以提高人們的抗病能力。夏季天氣炎熱，中暑發生的可能性

相對就大，中醫就強調「飲食清淡」、「夜臥早起，無厭於日」的養生方案，使中暑的發生率降低。秋季氣候乾燥，咳嗽一類疾病的發病率相對較高，所以中醫強調秋季以「養肺除燥」為主，多吃梨以生津解渴，從而使一些時令病的發生降到最低限度。冬季要收藏體內的陽氣，注意保暖，早臥晚起，好好休息，以養生機。

　　中醫治未病還體現在一個方面，就是在疾病的潛伏期及時發現並扼制它的滋長，使人體恢復真正的健康。相對而言，如今的醫療水準卻只停留在應付「已病」。可以用這樣的比喻來說明治未病和治已病的區別：治未病就像是洪水暴發之前築堤壩、洩洪等各項防護措施；而治已病就像在洪水氾濫以後再去堵窟窿一樣，按下葫蘆浮起瓢，根本無更多精力談預防。很多人就是由於不注意預防，導致疾病纏身，疲於奔命。因此，只有提早防微杜漸，防患於未然，把健康掌握在自己手中，人生才會充滿自信與快樂。這也是中醫治未病的最大意義。

　　《黃帝內經》裡有句話：「是故聖人不治已病治未病，不治已亂治未亂，此之謂也。大病已成而後藥之，亂已成而後治之，譬猶渴而穿井，鬥而鑄錐，不亦晚乎！」意思是說，聰明的人不會生病了再想著去治療，而是未雨綢繆，預防在先，防病於未然。

　　當疾病襲來之時，各種治療手段只能算得上是補救措施，即使補救有效，也難以讓本來健康無恙、充滿生機的身體恢復到最好的狀態。所以，預防比治病更為重要。《孟子·告子上》曰：「拱把之桐梓，人苟欲生之，皆知所以養之者。至於身，而不知所以養之者，豈愛身不若桐梓哉？」意思是說對於一棵樹，人們要照顧它，適時地修剪、澆灌，而對於自己的身體，卻有人不知道愛惜和保養，這是不對的。所以我們要從生活的一點一滴做起，注意養生，捍衛健康，一步

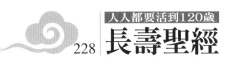

步走到天年。

華佗：強身健體的五禽戲

　　華佗是東漢末年傑出的醫學家，他首創的麻沸散這一中藥全身麻醉劑，使中醫學一直遙居世界前茅。此外，華佗精通醫術，在內、外、婦、兒、針灸各科都很有名，尤以外科著稱，被後世尊稱為「外科鼻祖」。

　　華佗通曉養性之術，提倡運動與勞動鍛煉，他曾經這樣說道：「人體欲得勞動，但不當使極爾。動搖則穀氣得消，血脈流通，病不得生。譬猶戶樞不朽是也。」意思就是人們需要經常運動或勞動，但應舒緩，避免過度勞累。五禽戲就是一項舒緩的保健運動。

　　五禽戲是華佗總結前人養生的經驗，模仿虎、鹿、熊、猿、鶴五種動物的形態發明的。現代醫學研究證明，五禽戲是一種行之有效的鍛煉方式，對人體保健有著不可小覷的作用。

　　五禽戲只有五招，但每種動作都是左右對稱地各做一次，並配合氣息調理，為一種「外動內靜」、「動中求靜」、「動靜兼備」、「剛柔並濟」的仿生功法。操作方法如下：

　　1.**虎戲**。第一左動：自然站立，左腳向左跨步，右手向左上方畫弧橫於前額，呈虎爪形，掌心向下，距額一拳，左手橫於後腰，掌心向上，距腰一拳，身向左扭動，眼看右足跟，同時抬頭，強視片刻，形似尋食。第二右動：方向相反，動作相同。

　　2.**鹿戲**。第一左動：自然站立，左腿起步踢出，上體前傾，腳掌抬起距地一拳，右腿微屈，成剪子步；右臂前伸，腕部彎曲，手呈鹿

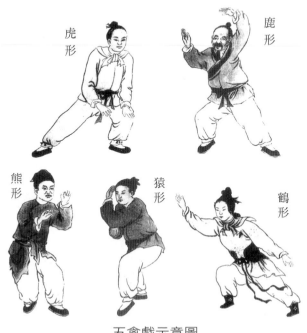

五禽戲示意圖

蹄形，指尖下垂與頭平；左臂於後，距腰一拳，指尖向上，眼為斜視。第二右動：方向相反，動作相同。

3.**熊戲**。右膝彎曲，左肩向前下晃動，手臂亦隨之下沉；右肩則稍向後外舒展，右臂稍上抬。左膝彎曲，右肩向前下晃動，手臂亦隨之下沉；左肩則稍向後外舒展，左臂稍上抬。如此反復晃動，次數不限。

4.**猿戲**。第一左動：自然站立，左腿邁出，足跟抬起，腳尖點地，右腿微屈提步；左臂緊貼乳下方，指尖下垂呈猿爪形；右臂彎曲上抬，右手從右腦後繞於前額，大拇指和中指併攏，眼為動視。第二右動：方向相反，動作相同。

5.鶴戲。第一左動：兩腳平行站立，兩臂自然下垂，左腳向前邁進一步，右腳隨之跟進半步，右腳尖點地；同時兩臂慢慢從身前抬起，掌心向上，與肩平時兩臂向左右側方舉起，隨之深吸氣；兩腳相併，兩臂自側方下落，掌心向下，同時下蹲，兩臂在膝下相交，掌心向上，隨之深呼氣。第二右動：方向相反，動作相同。

五禽戲對強身健體、延年益壽、治療疾病，特別是慢性病有著非常好的效果。所以，閒來無事之際可以練上一練。

張仲景：疾病來臨前都有徵兆

張仲景是漢代著名中醫學家，被人們尊稱為「中醫之聖」、「群方之祖」。有位叫王仲宣的詩人，與張仲景有較深的交往。張仲景與他接觸幾次後，發現他身上潛伏著一種名叫「癘疾」（麻風病）的病，張仲景便對他說：「你身上有一種病，得早點醫治，要不然到40歲時會脫眉毛，脫眉至半年，將會有生命危險。我勸你還是先服五石湯。」當時王仲宣才20幾歲，而患有「癘疾」在那時是非常危險的，也被認為是很丟臉的事。所以，張仲景不說出病名，只說出症狀。王仲宣聽懂了他的意思，卻沒有在意。不久二人再次相見，張仲景問王仲宣：「你服過五石湯了嗎？」王仲宣有些反感地說：「服過了。」張仲景仔細觀察了他的氣色說：「不像，看你的氣色，肯定沒有服過。為什麼你不聽從醫生的勸告，而輕視自己的生命呢？我勸你還是趕快服些吧，不然就麻煩了！」可王仲宣還是不信。果然，20年後，王仲宣開始脫眉，脫眉到第187天，便不治身亡。

張仲景料事如神，對疾病的判斷如此準確、神奇，讓我們由衷

讚歎。但是，張仲景又是怎樣判斷這一切的呢？疾病來臨前都會有徵兆，掌握了這些徵兆，預防疾病就不是難事了。

一、眉毛可以預示疾病

中醫認為，眉毛能反映五臟六腑的盛衰。眉毛屬於足太陽膀胱經，其盛衰依靠足太陽經的血氣。眉毛長粗、濃密、潤澤，表示足太陽經血氣旺盛；眉毛稀短、細淡、脫落，則是足太陽經血氣不足。眉又與腎對應，為「腎之外候」，眉毛濃密，則說明腎氣充沛，身強力壯；眉毛稀淡惡少，說明腎氣虛虧，體弱多病。

我們經常會看到一些老年人的眉毛非常稀疏甚至幾乎沒有，這就是氣血不足、腎氣虛弱的表現，也有些老人眉毛比較濃密，一般身體也比較硬朗。如果年輕人眉毛過早脫落，就說明氣血早衰，是很多病症的反應，其中最嚴重的要算麻風病了。瘤型麻風病的先兆就是眉毛脫落，開始是雙眉呈對稱型稀疏，最後全部脫落。

二、從印堂可以辨疾病

兩眉之間的部位叫印堂，又稱「闕中」，在疾病的診斷和治療上也特別有價值。電視劇中的算命先生常說「你印堂發黑，近日必有大禍」，指的就是這個地方。民間也認為印堂發黑是不好的徵兆。中醫學有「闕上者，咽喉也；闕中者，肺也」之說，印堂可以反映肺部和咽喉疾病。肺氣不足的病人，印堂部位呈現白色；而氣血鬱滯的人，印堂則會變為青紫色。

三、看面色知病變

古有「望面色，審苗竅」之說，從面相可辨疾病，主要有：

1.面色蒼白：面色蒼白是血氣不足的表現。一般情況下，面色淡白多是氣虛的表現，如果淡白的臉上缺乏光澤，或者是黃白如雞皮一

樣，則是血虛。另外，體內有寒、手腳冰涼的人也會面色蒼白，這是陽虛在作怪，這樣的人需要多運動，運動生陽，對改善陽虛很有效。熱水泡腳和按摩腳底湧泉穴的效果也不錯，飲食上可多食用紅棗、紅糖等。

2.面色發青：肝在五行當中屬木，為青色。面色發青的人，多見於肝膽及經絡病症，多是陰寒內盛或是血行不暢。天氣寒冷時，人的臉色會發青，這是生理反應，只要注意保暖就可以了。如果沒有處在寒冷的環境中，臉色還發青，就是肝腎病了。經常喝酒的人臉色也會發青。

3.面色土黃：面色土黃的人一般有懶動、偏食、大便不調等症狀，應注意健益脾胃，而捏脊可以督一身之氣、調理臟腑、疏通經絡，對於改善脾胃有很好的效果。

四、從鼻子可以觀察疾病

鼻子位於面部正中，根部主心肺，周圍候六腑，下部應生殖，所以鼻子及四周的皮膚色澤最能反映五臟六腑的疾病。

鼻子在預報脾胃疾病方面尤其準確。病人出現噁心、嘔吐或腹瀉之前，鼻子上會冒汗或鼻尖顏色有所改變。一些容易暈車的人感覺會比較明顯。

1.如果鼻樑高處外側長有痣或者痦子的話，說明膽先天不足，這是因為鼻樑是膽的發射區。如果這些部位出現了紅血絲，或者年輕人長了青春痘，再加上早上起來嘴裡發苦的話，多半就是膽囊有輕微的炎症了。

2.如果鼻子的色澤十分鮮明，這說明脾胃陽虛、失於運化、津液凝滯。就是說，患者的脾胃消化功能不好，水氣滯留在胸膈，導致四

肢關節疼痛。

3.如果鼻頭發青，而且通常伴有腹痛，這就是因為：肝屬木，脾屬土，肝氣疏泄太過，橫逆沖犯脾胃，影響了脾胃的消化功能。應服用一些瀉肝膽和補脾胃的藥。

4.如果鼻尖微微發黑，這說明身體裡有水氣，是「腎水反侮脾土」的表現。本來應該是土剋水，結果（腎）水反過來壓制住了（脾）土，水氣肆虐，以致腎的臟色出現在臉上。

5.如果鼻子發黃，說明胸內有寒氣，脾的臟色出現在臉上。這樣的人體內中陽不足，脾胃失於運化，吃下去的冷食或者涼性食物積聚在脾胃，這些寒氣上升又影響到了胸陽，所以寒氣就滯留在臟腑中。如果鼻子發黃，但光澤明潤，那就不用擔心，這是即將康復的好兆頭。

五、從耳朵可以看出心臟的問題

人體有病時，耳朵就會有反應。耳朵的形態、色澤和紋路的變化都能反映人體的健康狀況。我們在這裡只說一點，就是「冠脈溝」。冠脈溝是耳垂上的一條紋路，是判斷冠心病的有效指標。如果耳垂上出現了這條紋路，就說明有患冠心病的可能，紋路越清晰說明問題越嚴重。

六、口中有異味也是疾病的先兆

在中醫看來，口內的津液與心、肝、脾、肺、腎等臟器是相通的，口中異味往往是內部臟腑出了問題。

1.**口中發苦**：多為熱症，是火熱之邪內侵的表現，尤其是肝膽火旺、膽氣上逆。熱症患者除口苦外，還會有口乾舌燥、苔黃、喜冷飲、尿少色深、大便乾燥等症狀。此時，可選用黃連上清丸或牛黃上

清丸等清火藥物，但身體虛弱者慎用。

2.**口中發酸**：西醫認為是胃酸分泌過多導致的，常見於胃炎、十二指腸潰瘍等症。中醫則認為口中發酸的病根在於肝胃不和、肝胃鬱熱，致使肝液上溢、胃酸過多。如果只是偶爾感到口酸，多是吃了不容易消化的食物或飲食過量，不用擔心。如果經常口酸，並且伴有舌苔厚膩、打嗝時有腐臭味等症狀，多是脾胃虛弱，可以服用一些保濟丸或山楂丸。如果病人的口酸與胃酸上泛有關，同時還有舌頭發紅、脅肋疼痛等症狀，多半是肝胃不和，這時就要以瀉火、和胃為主。

3.**口中發甜**：可能是脾胃有問題，多為脾胃濕熱、熱蒸上溢的外兆；少數為脾虛，虛火迫脾津上溢，久了會發展為糖尿病。現代醫學也證明了口甜是糖尿病患者和消化系統功能紊亂的信號。糖尿病患者口中發甜是因為血液中含糖量增高，唾液中的糖分隨之增高。消化系統功能紊亂可引起各種消化酶分泌異常，當唾液中澱粉酶含量增高時，就會出現口甜。

4.**口臭**：多為胃火引起。胃腑積熱，胃腸功能紊亂，消化不良，胃腸出血，便秘等引起口氣上攻及風火或濕熱，口臭也就發生了。我們知道火分虛實，口臭多為實火，由胃熱引起。胃熱引起的口臭，舌質一般是紅的、舌苔發黃，這時只要喝用蘿蔔煮的水，消食化淤，口臭很快就會消除了。胃熱引起的口臭多是偶爾發生，如果經常胃熱、消化不良的人，最好的治療辦法就是敲胃經，一直敲到小便的顏色恢復淡黃清澈為止。但是，隨著人們生活方式的改變，由胃熱引起的口臭已經很少，最常見的口臭還是胃寒的原因，這類人舌苔普遍發白，口臭時有時無，反復發作。對於這類由胃寒引起的口臭，平時要多喝

生薑水，如果怕麻煩，也可以將薑切成薄片，取一片含在嘴裡。

還有的人經常覺得口中淡而無味，食欲不振，這多是脾胃的問題。如果伴有胃部脹滿、大便稀薄、脈細等症狀，則多半是脾胃虛弱，治療上應以健脾、和胃為主。如果伴有疲乏無力、大便稀軟、舌苔厚膩等症狀，並且不喜歡喝水，則多半是脾胃有濕，治療上應以燥濕、和胃為主。

七、從舌頭辨疾病

中醫診病特別重視舌頭，認為舌頭為心之苗，人體五臟六腑的變化都會在舌頭上呈現出來。

1.舌尖為心、肺的反映區：當一個人上火或咽喉疼痛，舌尖往往會發紅，如果病情比較嚴重，舌尖就會潰瘍。

2.舌頭的兩邊是肝膽的區域：如果兩邊發紅，甚至發紫、潰瘍，說明此人肝火旺盛，近來脾氣比較大。

3.舌的中間反映脾胃：如果舌頭中間有裂紋，說明脾胃虛。

4.舌根為腎：如果一個人的腎陽氣不足，舌根就會發白，這樣的人容易出現手腳冰涼；而如果一個人的手腳愛出汗、尿黃、腰酸，舌根就會發紅。

八、口水的多少可以預示疾病

「脾為涎，腎為唾」，如果一個人的唾沫和口水過多，就說明脾腎出現了問題。

唾多而且黏稠，口中還伴著苦味，往往是脾熱，這時一定不要吃辛辣的食物，牛羊肉也儘量少吃，可吃一些清脾熱的藥物，如梔子和連翹等。口水多，且伴有鹹味的話，這可能是腎虛的徵兆。

口水多了不行，少了也不行，如果嘴裡總是乾乾的，就說明你

的津液不足，是內燥的表現。這時就要多喝水，多吃酸味食物，多吃水果，蘋果、梨子、葡萄等都是不錯的選擇，只要含水分較多就可以了。

絕大多數疾病不會突然發生，來之前都有徵兆。因此，我們每個人都要以積極的心態來關注有關健康的資訊，及時掌握相關的知識，使之成為幫助自身和他人的武器，切不能麻痹大意，等到疾病爆發時才追悔莫及。

孫思邈：長壽法寶──養生十三法

孫思邈是唐代醫學家，人稱「藥王」。世界上第一個夜盲症患者就是孫思邈發現並治好的。當時，山區民眾前來找他治病，說自己白天視力好好的，一到了傍晚，就看不見任何東西了。孫思邈經過調查研究發現，患這種病的都是窮苦人，他看到窮苦百姓勞苦終日，得不到溫飽，更缺乏營養食品。他想到醫書中有「肝開竅於目」的說法，又想到五臺山區的飛禽和野羊、野豬很多，便讓夜盲症病人吃捕獲動物的肝臟。病人吃上一段時間，夜盲症便慢慢地好轉了。

還有一個人得了閉尿症，尿不出來。孫思邈一看，吃藥是來不及了，於是拿了根蔥管插進病人的尿道裡，再用力一吹，尿就順著蔥管流了出來。

孫思邈是一位曠世的醫藥學奇才，一生救人無數。不僅如此，他還是中國歷史上著名的老壽星，有人說他活了104歲，有人說是131歲，還有的說是141歲。在條件艱苦、科技水準不發達的古代，孫思邈是怎樣做到長壽的呢？以下介紹他的養生十三法。

1.髮常梳：將手掌互搓36下令掌心發熱，然後由前額開始掃上去，經後腦掃回頸部。早、晚各做10次。可以明目祛風，防止頭痛、耳鳴、白髮和脫髮。

2.目常運：合眼，然後用力睜開眼，眼珠打圈，望向左、上、右、下四方；再合眼，然後用力睜開眼，眼珠打圈，望向右、上、左、下四方；重複3次。搓手36下，將發熱的掌心敷上眼部。這套動作可以強化眼睛，糾正近視和懶視。

3.齒常叩：口微微合上，上下排牙齒互叩，無須太用力，但牙齒互叩時需發出聲響。輕輕鬆鬆、慢慢地做36下。這套動作能增強腸胃吸收功能，防止蛀牙。

4.漱玉津：玉津即津液、口水。口微微合上，將舌頭伸出牙齒外，由上面開始，向左慢慢轉動，一共轉12圈，然後將口水吞下去。之後再由上面開始，反方向再做一下。口微微合上，這次舌頭不在牙齒外邊，而在口腔，圍繞上下顎轉動。左轉12圈後吞口水，然後反方向再做一次。吞口水時，盡量想像將口水帶到下丹田。經常做這套動作，可強健腸胃。

5.耳常鼓：手掌掩雙耳，用力向內壓，然後放手，應該有「撲」一聲。重複做10下。雙掌掩耳，將耳朵反折，雙手食指壓住中指，以食指用力彈後腦風池穴10下，撲撲有聲。這套動作每天臨睡前做，可增強記憶和聽覺。

6.面常擦：搓手36下，暖手後上下掃面；暖手後雙手同時向外圈。這動作可令臉色紅潤有光澤。

7.頭常搖：雙手叉腰，閉目，垂下頭，緩緩向右扭動，直至恢復原位為一次，共做6次；反方向再做一次。這動作可令頭腦靈活，防止

頸椎增生。不過，注意要慢慢做，否則會頭暈。

8.**腰常擺**：身體和雙手有韻律地擺動。當身體扭向左時，右手在前，左手在後，在前的右手輕輕拍打小腹，在後的左手輕輕拍打命門穴；反方向重複。最少做50下，做夠100下更好。可強化腸胃、固腎氣，防止消化不良、胃痛、腰痛。

9.**腹常揉**：搓手36下，手暖後兩手交叉，圍繞肚臍順時針方向揉；揉的範圍由小到大，做36下。這套動作可幫助消化、吸收，消除腹部鼓脹。

10.**攝穀道**：攝穀道，即提肛，吸氣時提肛，即將肛門的肌肉收緊。閉氣，維持數秒，直至不能忍受，然後呼氣放鬆。這套動作無論何時都可以練習，最好是每天早晚各做20～30下。

11.**膝常扭**：雙腳並排，膝部緊貼，人微微下蹲，雙手按膝，向左右扭動，各做20下。這套動作可以強化膝頭關節。

12.**常散步**：挺直胸膛，輕鬆地散步。最好心無雜念，盡情欣賞沿途景色。

13.**腳常搓**：右手擦左腳，左手擦右腳。由腳跟向上至腳趾，再向下擦回腳跟為一下，共做36下；兩手大拇指輪流擦腳心湧泉穴，共做100下。常做這套動作，可治失眠、降血壓、消除頭痛。

李東垣：養生貴在養護後天之本──脾胃

李東垣，金元四大名醫之一，「補土派」的代表人物。所謂「土」就是脾胃，脾胃在人體中的地位非常重要，中醫認為「腎是先天之本，脾是後天之本」。怎麼理解這個「後天之本」呢？大家不妨

想一想，現代社會汽車、電腦、人造衛星等高科技應有盡有，但這一切都不是人類生存所必需的。那麼，什麼是人類生存離不開的東西呢？這就是土地。土地孕育萬物，供應人類，離開了它，人類便無法生存。在中醫理論中，脾胃屬土，有脾土、胃土之稱，它們就是人體內的土地，是人的後天之本。

李東垣認為，「脾胃內傷，百病由生」。脾胃為後天之本，氣血生化之源，關係到人體的健康，以及生命的存亡。內傷脾胃，就容易感受外邪，招致百病。所以，李東垣十分強調脾氣對人體的重要作用，認為養生要以固護脾胃為主。

怎麼養護脾胃呢？首先，養脾要和養胃結合起來。因為脾胃起升清降濁的作用，所以飲食千萬不要過飽，過飽就增加脾胃的負擔，引起很多問題。現代人都不是餓死的，而是貪多撐死的。所以應酬多的人要特別注意，要養好自己的脾胃，吃得七八分飽，就不能再吃了，這一點非常重要。

其次，做一些運動、按摩。適當運動可以幫助「脾氣」活動，增強其運化功能。年輕人可用仰臥起坐功，在每天起床和睡前做20～40次；老年人則宜用摩腹功，即仰臥於床，以臍為中心，順時針用手掌旋轉按摩。因為脾胃是在中焦的位置，如果直接按摩脾胃會不舒服，所以可拍打、按摩位於上面的中丹田（膻中穴）和按摩下面的下丹田。膻中穴和下丹田之間就是脾胃，所以在膻中穴和下丹田兩個位置要多做一些按摩。這就是我提倡的「五心按摩法」，胸心和腹心要經常按摩，也有助於脾胃的調養。

最後要注意飲食。可多吃利脾胃、助消化的食物，不要去吃那些不利於消化的東西，夏天更要注意。

　　需要強調的是，夏天尤其要注意養脾，因為脾位於人體中部，按中醫學所劃分的季節，有「脾主長夏」之說。長夏還有一種說法就是農曆的六月，這個時候天氣炎熱，濕熱蒸炎，四肢困倦，精神疲憊，身熱氣高，人體消耗較大，需要加強脾的護養。人們往往喜歡多食冷飲，但生冷食品容易傷脾，造成脾失健運，讓人不思飲食、乏力等；通過養脾即可開胃增食，振作精神。另外，夏天過後是秋冬季，脾胃功能不好，則易在秋冬季生病。

朱丹溪：每個人都應該滋陰

　　朱丹溪本叫朱震亨，字彥修，因為住在叫丹溪的地方，被後世尊稱為「丹溪翁」，他是元代著名醫學家，滋陰派創始人。陰是我們生命活動的根本和基礎，假如我們每天都睡得很晚，透支得非常厲害，導致身體儲備的能源越來越少，生病的機會肯定會增加。所以，我們必須把傷陰的一些不良生活習慣改掉，把「滋陰」貫穿於一生的養生計畫中。對此，朱丹溪提出了一系列的防治措施：

　　在養生預防方面，他主張恬淡虛無、精神內守、修身養性。

　　在飲食上，他提出平日常食「自然沖淡之味」，如穀、蔬、果、菜，可收補陰之功。現代人容易上火，動不動就頭疼腦熱，嘴裡長泡，上火在內，暗傷陰精，所以滋陰就要去火，燕窩有很強的滋補功效，可滋養我們身體裡的陰液。燕窩是金絲燕的唾液，凝結後成為膠狀，用來築巢或保護小燕，一旦被採摘，燕媽媽只好再吐，到沒有唾液了就會吐血，也就是人覺得最滋補的血燕。銀耳與燕窩有同樣的功效，被稱為「窮人的燕窩」，具有補脾開胃、益氣清腸、安眠健胃、

補腦、養陰清熱、潤燥之功，對陰虛火旺者而言是一種良好的補品。以下介紹銀耳湯的做法：將銀耳尾端蒂摘去，用冷水浸泡半天，然後入鍋加水文火燉3小時，最後放入幾顆大棗、適量的冰糖，大火煮10分鐘就可以了。

銀耳富有天然膠質，加上它的滋陰作用，長期服用可以潤膚，並有去除臉部黃褐斑、雀斑的功效，和紅棗一起熬成湯，食用起來效果更好。

在房事上，朱丹溪強調控制性生活。中醫有句話叫「欲不可早」，說的是欲望不可以提前，也就是不要太年輕就過性生活，欲多就損精，損精的一個標誌就是兩眼昏花、眼睛無神、肌肉消瘦，還會牙齒脫落。

男耗精，女耗血。過早開始性生活，對女子來說傷血，對男子來說傷精，這樣將來對身體的傷害是無窮無盡的。為此，朱丹溪告誡大家一定要用理性來控制自己的情欲，否則就會因為欲念而耗散了精，喪掉真陽元氣。

此外，一個人即使要行房，也應考慮多種因素。為此，朱丹溪提出了「四虛」之戒：每年的四、五、六、十、十一月為「一年之虛」；上弦前下弦後，月廓空，為「一月之虛」；大風大霧，虹霓飛電，暴寒暴熱，日月薄蝕，憂愁憤怒，驚恐悲哀，醉飲勞倦，謀慮勤動，皆為「一日之虛」；病後、病時亦為一虛。

要保養人體元氣，避免陰精過分流失，行房事時就要謹防四虛，注意季節、時令、環境、疾病對性健康的影響。例如，春天，人的生殖機能、內分泌機能相對旺盛，性欲相對高漲，這時適當的性生活有助人體氣血調暢，是健康的；夏季，身體處於高消耗的狀態，房事應

適當減少；秋季，萬物肅殺，房事就該開始收斂，以保精固神，蓄養精氣；「冬不潛藏，來年必虛」，冬季更應節制房事，以保養腎陽之氣，避免耗傷精血。

另外，喝醉了不能行房，因為這樣特別傷肝，同時也會導致男子的精子減少；陽痿之後不可服壯陽藥行房，因為這是提前調元氣上來，元氣一空，人就會暴死；人在情感不穩定時，尤其是悲、思、驚、恐情緒過重時不能行房，否則容易傷及內臟，損耗陰精，還可能因此而患病；行房時間不可選擇早上，以晚上十點為最佳。在戌時，心已經很愉悅了，那麼下一步就是要讓肉體也能夠喜悅，這就是身心不二。一個人的心喜悅了，他的身體也要喜悅，所以這時人體就要進入一個男女陰陽和合的時期。

在臨床治療上，朱丹溪主張滋陰降火，滋陰為本，降火為標。他創制的大補陰丸，就是採用黃檗、知母來降陰火，熟地、龜板補腎水。另外，朱丹溪還指出一些藥物如甘草、白朮、地黃、澤瀉、五味子、天門冬之類，均為味厚補陰藥物，用於虛者補氣最有療效。

劉純：三分治七分養，常接地氣更健康

劉純是明清時期太醫的保護神，元代著名醫學家劉完素的九世孫。明朝永樂皇后徐儀華因乳腺癌死後，劉純奉旨以囚試醫，帶領醫官經過66年的努力，提出了「三分治七分養」的保健方法。

劉純認為一個人染上疾病時，要先進行調養，等到身體好轉後再用藥治療，這樣人很快就能康復。如果不先調養就開始治病，結果是九死一生。更通俗一點說，就是一個人在生病時要先注意保養，然後

再考慮醫治。

七分養是三分治的基礎。試想一下，如果一個人已經病得奄奄一息，這時給他開刀、下藥，那無疑是雪上加霜、傷口撒鹽。劉純身為太醫，總結出來的養生十條更是注重預防，而這就屬於「七分養」的具體操作方法，值得我們學習。簡介如下：

1.**晨起胃氣最弱，故爾飲涼水以激胃氣**：人剛睡醒時胃氣最弱，還不能吃東西，只能喝涼開水去刺激胃腸道，使得下丘腦產生饑餓感。需要注意的是，喝涼開水不要喝得太多，四五口即可。

2.**午時喝保元湯勿食肉，進補而避肉毒，又進粗食小菜以裹腸毒**：午飯不要吃得過飽，要喝肉湯，然後吃粗糧以及小菜。劉純所說的肉湯可以分別是牛筋湯、豬蹄湯、肉皮湯、鯉魚湯、雞湯，且強調喝湯，不要吃肉。以雞肉為例，相對雞肉來說，雞湯則是容易消化吸收的，因為喝雞湯消耗的人體能量較少。所以，從人體最終受益的角度說，食用湯比肉更有益。

3.**飯後小憩，以養精神；小憩之後喝果汁，以滋血脈**：上午11點到13點這段時間，是心經當令之時，也是上下午更替、陽氣與陰氣的轉換點。所以中午吃完飯後要午睡一會兒，即使睡不著閉一會兒眼睛也是好的。因為我們的身體不可能擾亂天地陰陽的轉換，最好還是以靜制動、以不變應萬變，這樣對身體才有好處。中醫講究順時養生，不僅是順應四時，也要順應一天裡的十二個時辰。午睡過後最好補充維生素，這時候要喝果汁，如果不方便，吃水果也是可以的。

4.**申時，動而汗出，喊叫為樂**：申時就是15點到17點這段時間，這時是人體新陳代謝率最高時，此時鍛煉身體不容易受傷。鍛煉時要全身出汗，同時大聲喊叫，因為只有這樣才能讓清氣上升，濁氣下

降。在現在看來，這也是排除身體毒素的一個途徑，這與劉純的「清腸排毒」有異曲同工之妙。

5.**過午不食，去肥氣而養胃氣**：「過午不食」就是說過了13點就不要吃飯了。我們不提倡這種做法，但晚飯是一定要少吃的，因為上午是太陽剛剛升起時，陽氣可以化萬物，所以上午吃多少東西都沒有關係，人體內部的陽氣可以把食物都消化掉，而到了晚上，就會呈現一派陰霾之氣，這就是陰氣。而在子時，任何東西都是不容易化開的，所以夜晚要少吃東西。

6.**臨睡燙腳，溫經絡以升清氣，清氣升而不死**：一個人，尤其是老年人，容易在睡夢中猝死，其原因有血黏度增高、心律紊亂、呼吸暫停等，往往防不勝防。但是中醫強調睡前燙腳，刺激足部的穴位，利用調理經絡起到一定的預防作用。燙腳的水應當是滾開的，先用開水熏腳，然後用熱水泡腳，水變溫之後再把腳擦乾。

7.**信佛而通達，通達而知足，知足而不惱，不惱而常樂，常樂而不病，故佛乃上工**：人要會節制情緒，調整心態。劉純認為宗教書籍中蘊涵著豐富的人生哲理，值得我們學習和借鑒。其實，不只是宗教書籍，諸子百家、前輩先賢的著作也都蘊涵著許多人生至理。畢竟開卷有益，縱使書中沒有人生哲理，讀書仍然可以調整心情，讓我們受益匪淺。

8.**獨睡而養精氣，精氣足而長壽，房事每月一次足矣**：中醫一直都是講究保精色忌，房事不能過度。但是在身體健康的情況下，和諧的性愛會令人身心歡愉，激發生機，只有益處沒有害處。不過人的身體在非常健康的狀態下，神清氣爽、全身通泰，性事反而沒有太大的吸引力了，而經常有性欲的人，身體比較虛弱。但我們經常看到宣傳

補腎的藥品都在明示或暗示，使用了該藥品會讓你重振雄風，這是一種誤導，只是把人們的注意力轉移到性愛的歡愉上，殊不知這樣對身體有很大的傷害。大家要注意，千萬不要為了那一時的快樂，無節制地透支自己的身體，否則就會離疾病越來越近。

每個人都有自己的生活習慣，我們不能強求一致。但無論怎樣，都必須採取科學健康的生活方式，否則，就會惹病上身。

除了養生十條，劉純還提出「人要常接地氣」的論點。他認為赤腳可以將人之陽氣與地之陰氣接通，使得陰陽調和，有益於養生，提倡每人每天應該光腳走一段時間。他在《短命條辨》裡說：「人之陽氣必與地之陰氣接通。不然易遭雷劈，亦發怪病。」這裡所說人的陽氣必與地的陰氣接通，其實是人體與地面接通釋放身上電荷的過程。

人體是個大電容，只有與地面接通，把身體上多餘電荷釋放掉，身體機能才不會受到靜電的干擾。幾千年來，我們的祖先幾乎天天赤腳走路，讓人體直接與大地接觸，便於靜電的釋放。後來人們穿上了鞋子，脫離了大地，漸漸破壞了人體的電能平衡。電能平衡被破壞後，人體積聚了大量的電荷，這些電荷形成了一個電場，干擾著人身體內的新陳代謝，造成生理紊亂，久之必生疾病。

赤腳鍛煉的好處多多，還可以防感冒、哮喘、失眠、健忘、神經衰弱、腸胃病、更年期綜合症、風濕性關節炎等病，對中老年人的動脈硬化、高血壓、心血管疾病都有很好的輔助療效。所以，我們有必要在茶餘飯後脫掉鞋子，在林間小道或者土路、鵝卵石小道上走上一走。

李時珍：早喝粥，晚打坐

李時珍是明代著名的醫藥學家，他去世時75歲，在當時這已經是高壽了。他的養生保健方法除了一生勤於工作，筆耕不輟外，與粥養也是分不開的。

李時珍特別推崇以粥養生。他說：「每日起食粥一大碗，空腹虛，穀氣便作，所補不細，又極柔膩，與腸胃相得，最為飲食之妙也。」粥對老年人、兒童、脾胃功能虛弱者都是很適宜的，不僅如此，健康的人經常喝粥，更可以滋養脾胃，從而保護元氣。

早上喝粥，晚上李時珍會堅持打坐。他認為打坐能促進大腦活動、增強直覺力，還可以集中精力、減少人體的各種痛苦。打坐既有這麼多好處，那該怎樣打坐呢？

首先是調身。就是先有正確的坐姿，可以散盤、單盤、雙盤。左右腳不拘，兩掌相疊，拇指銜接，左右手食指的第2節相疊，這樣就會形成一個橢圓形，這等於一種「太極」手印，然後肩膀放鬆，頸部伸直放鬆；用頭頂的正上方，也就是兩耳頂端連線的正中間，來做調整姿勢的基準點。可以想像那一點有一條線往上拉，用那一條線來調整身體的正中線，然後用頭的正上方那一點，吊一根線往上拉。需要注意的是：用頭來支撐頸部與肩膀，不是用頸部與肩膀來支撐頭。頭部中空，頸部中空，頸部放鬆，肩膀放鬆，要用骨架打坐，不用肌肉打坐。所謂不用肌肉打坐，就是盡量不要用到肌肉的力量，讓身體重心形成一個三角點。

其次是調息。坐好後，輕輕鬆鬆地做幾個深呼吸，然後再放鬆，念頭跟著呼吸，也就是呼氣過程中念頭只有呼、吸氣過程中念

頭只有吸。

最後是調心。這個階段，呼吸以外的念頭我們稱之為雜念，我們對雜念沒有抗拒，沒有不要，任何對雜念的抗拒和不要，我們稱之為大雜念。雜念來了，不要管它，只是回到呼吸，回到出入息。不管是什麼樣的雜念，不管是可意的、不可意的，讓我們的身心放鬆些，不要理它，不要排斥它，只是很單純地回到出入息，這就叫做調心。

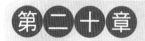

從經典專著獲取長壽能源

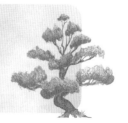

《黃帝內經》的四大養身保健智慧

《黃帝內經》是現存最早的中醫學著作，作者不詳，寫作年代也不確定，之所以用「黃帝」為其代言，說明它在中國醫學中地位很重要，這也是古人希望用「黃帝」的權威確保這本書可以永世流傳，惠及祖孫萬代。

《黃帝內經》是一部講究「內求」的書，要使生命健康長壽，不是求醫問藥，而是要往裡求、內煉，通過調整氣血、經絡、臟腑來達到健康，達到長壽。具體而言，《黃帝內經》主要包含四大養生智慧。

一、居處依天道，飲食遵地道

《黃帝內經》裡說，人只有順應自然界的變化規律而起居生活，按照正確的養生保健方法進行調養鍛煉，才能長壽。一言以蔽之：居處依天道，飲食遵地道。

1.居處依天道：天道指日夜。居處依天道就是人的起居應該順應天地運轉的自然規律，天亮就起床，讓人體自身的陽氣與天地的陽氣

一起生發。經常賴床的人會有這樣的感覺，雖然早晨比平時多睡了一會兒，但是起床後並沒感覺精神抖擻，反而不如早起時舒服。這其實就是由於賴床，使得體內陽氣沒有生發起來的緣故。同樣，天黑了就應該睡覺，不要貪戀夜生活，經常熬夜，這樣才能使陽氣潛藏起來，以陰養陽，這就是居處依天道。

2.**飲食遵地道**：「地道」就是節氣，這是說我們平時吃東西要遵照節氣規律去吃，盡量吃應季食品，這才是正確的飲食觀念。另外，現在人們幾乎沒了季節概念，夏天有冷氣，冬天有暖氣，過著一種恆溫的生活，沒有機會出汗，也沒機會感受寒冷，這往往衍生出一些富貴病，可以說是生活條件提高帶來的負面影響。所以，現在很多人會趁著假日往郊區跑，去呼吸一下清新的空氣，感受一下綠色田野，整個身心就會感覺很放鬆、很舒服，這就是人們在長期遠離自然以後的一種本能。

二、凡事要有度，謹防「五勞」和「七傷」

「五勞」是指久視傷血、久臥傷氣、久坐傷肉、久立傷骨、久行傷筋；「七傷」是憂愁思慮傷心、大怒氣逆傷肝、寒冷傷肺、大飽傷脾、房勞過度久坐濕地傷腎、恐懼不節傷志、風雨寒暑傷形。總的說來，這些均為諸虛百損之症。

1.**久視傷血**：如果一個人長時間用眼視物，不但會使其視力下降，還會導致人體血的損傷。因為肝主血，人的視力有賴於肝氣疏泄和肝血滋養，故有「肝開竅於目」的說法，所以眼睛過度勞累會損傷肝臟，進而影響血的調節。

2.**久臥傷氣**：人如果只躺臥不運動，體內的氣就運行不起來，就

會傷及人的肺氣。

3.久坐傷肉：其實傷的是脾。在辦公室裡經常會遇到這種人，就喜歡坐著，非常的懶，能坐著就不站著，能躺著就不坐著。這類人其實脾濕已經非常嚴重了，由於不愛運動，脾的運化功能非常差，才會出現這種狀況。

4.久立傷骨：其實傷的是腎，因為腎主骨，如果老站著的話，就會傷及腎，腰部、腿部就會出現問題。

5.久行傷筋：其實傷的是肝，因為肝主筋，過分勞累和運動就會傷及肝臟。

6.憂愁思慮傷心：一個人如果過於憂愁思慮，就會傷心神。

7.大怒氣逆傷肝：一個人在大怒時對肝臟損傷很大，除此之外，大怒時即使憋著、忍著也會傷肝，所以最好不要生氣。

8.寒冷傷肺：很多人喜歡大量喝冷飲，這樣對肺氣的傷害是很大的，而且也傷胃。有一些孩子臉上有痤瘡，就是因為過度喝冷飲造成的。

9.大飽傷脾：一個人如果吃得過飽就容易傷脾，脾的運化功能不好了，就會傷身。

10.房勞過度、久坐濕地傷腎：如果房事頻繁或久坐濕地就會傷腎。所以，在辦公室感覺疲憊時可以伸懶腰，這樣對調動身體的氣機是非常好的，因為雙臂向上伸拉的是膽經，膽經是生發之機。

11.恐懼不節傷志：如果一個人整天處於恐懼的狀態下，就會傷及腎臟，從而影響志氣，因為腎主志。

12.風雨寒暑傷形：如果不根據氣候變化來改變穿衣，那麼對形體的傷害是非常大的。有些女孩忽覺得小腿肚比以前粗了，其實就是因

為經常不保護好腿部，讓其受寒，為了抵禦寒冷，更多的脂肪就會積聚在腿部。

造成「五勞七傷」的原因很多，有的還與食品的「五味」、節令的「四時」，甚至風向的方位有著密切關係。所以養生學認為，養生時要注意酸、甜、苦、辣、鹹的適量，切不可偏食；在生活起居上，要按季節交替、冷暖，適時增減衣服，適當鍛煉，順乎自然。這些都是預防「五勞七傷」的必要措施。

三、調理氣機，掌控情志

《黃帝內經》有「百病生於氣。怒則氣上，喜則氣緩，悲則氣消，恐則氣下，驚則氣亂，思則氣結」一說，意思是說，人生病和「氣」的變化有關，而影響其變化的主要因素是喜、怒、驚、恐、悲等幾種情緒。

1.怒則氣上：人發怒時，氣是往上走的，「怒髮衝冠」就說明了這一點。如果氣全跑到上邊，那麼下邊的氣就虛了，表現出來的症狀就是大便不成形、吃什麼拉什麼。這是因為氣全在上邊，下面沒有力量消化食物，讓大便成形。

2.喜則氣緩：人如果過度歡喜就會出現心神渙散，氣就會散掉。老年人逢年過節最容易出現這種情況。老人一般不常見到兒女，節日時突然見到就容易「喜則氣緩」，氣往外散，再加上過節吃多了東西，脾胃之氣不足，心臟病就很容易發作。

3.悲則氣消：中醫認為，一哭就神魂散亂，氣就會短，且越哭氣越短。

4.恐則氣下：我們常說有人嚇得尿褲子，就是「恐則氣下」的一

個典型表現。人受到驚嚇或過於恐懼時，氣就會往下走，人體一下子固攝不住，就會出現大小便失禁的現象。

5.驚則氣亂：人突然受到驚嚇時心會無所依，神無所附，慮無所定，慌亂失措，氣機紊亂。在中醫看來，人容易受驚嚇是胃病的徵象，現在所說的很多精神症狀都表現在胃腎兩經上，比如精神病人喜歡跑到高處大聲喊叫、很多人喜歡去K歌，都是因為他們的脾胃受到了極大的損傷。

6.思則氣結：思慮過度的話，人體之氣就會凝滯不通，影響消化，久而久之，脾胃就會出現問題。

節制情緒很重要，至於方法，《黃帝內經》指出「喜勝憂」，快樂就能戰勝悲傷憂愁。喜是火，憂悲是金，用五行的說法就是火剋金，火可以把金屬熔化開。火又是散，氣又是氣結、凝聚，因此悲要用散法，像是看齣喜劇片，讓你開懷一笑，調節了心情，這就是喜勝悲。

而「悲勝怒」就是用悲傷來戰勝大怒，就是金剋木，肝主怒，大怒則肝火不能收斂，因此用肺金收斂的方法來降肝火。在一個人大怒時，告訴他一個很壞的消息，讓他突然悲傷，這樣就可以把他的怒火熄滅。

「怒勝思」，即用激怒的方法，使憂思之情感得到緩解。中醫認為，思為脾志，怒為肝志，因木能剋土，而脾屬土，肝屬木，所以可用肝之志——怒，來治療各種由脾之志——「思」引起的疾患。所以，在日常生活中，我們可以在憂思難解、不能自拔，如失戀、單相思時，想點對方引你憤怒的行為和事情。

「思勝恐」，思慮是可以戰勝恐懼的，也就是說把問題想清楚就

不害怕了，這就是土剋木，因為恐屬水，土是脾，而脾主思。

「恐勝喜」，就是恐懼可以戰勝過喜過散的心，范進中舉就是一個很好的例子。范進好多年沒考上，一天終於考上了，就高興得滿街跑，心神全散了，他的岳父過來，一巴掌就給他打清醒了，這就是「恐勝喜」。

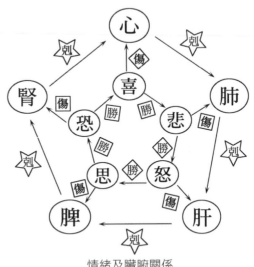

情緒及臟腑關係

七情六欲是難以控制的，如果我們有過悲、過憂、過喜等現象發生，不妨試著用上面的方法來調整自己，相信一定會收到良好的效果。不過，情志失調會對身體造成很大的傷害，所以在日常生活還是要儘量節制自己的情緒，不能讓它氾濫。

四、保持良好的生活習慣

現代人之所以動不動就生病，是人的生活習慣、生活習性嚴重違背了身體內部的運行規律和自然狀態而造成的。

1.以酒為漿：很多人嗜酒為命，其實酒很容易讓人喪失理性，而且大量或經常飲酒，還會使肝臟發生酒精中毒而致發炎、腫大，影響生殖、泌尿系統。

2.以妄為常：很多人該睡覺時不睡覺，該吃飯時不吃飯，想怎麼做就怎麼做，胡亂地作息和生活，完全不按照自然規律行事，其實所

有這些違背人體、自然規律的做法，都是非常損耗人體能量的，從而導致疾病和早衰。

3.醉以入房，以欲竭其精，以耗散其真：人不能縱欲，因為人的精液是「陰精」的最高濃縮，而陰精是難成易虧的，所以房事若不節制，精液輸出過多，就會導致物質短缺，「腎陰虛」便由此而至。房事養生的要訣在於得其節宣之和，既不能縱欲，又不能禁欲，真正做到靜心節欲以養陰，順天時避虛而保精。

4.不知持滿，不時禦神：即是人不知足，總是追求身外之物，而且窮追不捨，最後鬧得身心疲憊，煩惱多多。其實人體是很知足的，只要吃的喝的住的滿足人體的需要，人就會獲得健康和快樂。因此說，人可以有追求，但是不能因為追求而失去快樂和健康。

在物欲橫流的現代社會，人應該好好地養護身體，要做到「法於陰陽，和於術數，飲食有節，起居有常」。只要這樣生活下去，你的身體就不愁不健康。

《本草綱目》中的食補、水補方案

《本草綱目》是明朝醫藥學家李時珍傾盡畢生精力，親歷實踐，廣收博采，歷經30餘年心血的結晶，它不僅記載了無數具有藥用價值的花花草草，更給出我們諸多裨益終生的食補、水補良方。

李時珍重視食療，每次採藥回來後都要仔細琢磨，研究出其功效，然後分門別類。《本草綱目》介紹了大量的調補食物，如「醋可消腫痛，散水氣，理諸藥」，中午和晚上吃飯時喝上兩小勺醋，可預防血管硬化；海帶「治水病瘻瘤，功同海藻，昆布下氣，久服瘦

人」，海帶味甘、性溫、微鹹，有潤腸通便、去火清熱的功效，能補腎益精，養血潤燥；黃豆有「容顏紅白，永不憔悴」的作用……

關於食物養生，《本草綱目》還提出「正月蔥，二月韭」，正月要吃蔥，二月要吃韭菜。這要從春季的氣候特徵和蔥、韭菜的功效來講。大蔥味辛，性微溫，具發表通陽、解毒調味的作用，春天是萬物復甦的季節，各種害蟲細菌也跟著活躍起來，而身體此時處在陽氣剛要生發之際，抵抗力較弱，稍不留神就會感冒，而大蔥有殺菌、發汗的作用，切上數段蔥白，加幾片薑片，以水熬成湯汁服用，再穿上保暖衣物或加蓋棉被，就可讓身體發汗，達到袪寒散熱、治療傷風感冒的效果。

另外，《本草綱目》裡說，韭菜性溫，味甘辛，具有補腎壯陽、溫中開胃、散淤活血之功效。春天氣候漸暖，人體內的陽氣開始生發，這時陽氣還比較微弱，需要保護，而韭菜性溫，可袪陰散寒，是養陽的佳蔬良藥，所以春天一定要多吃韭菜。此外，春天人體肝氣易偏旺，從而影響脾胃消化吸收功能，此時多吃韭菜可增強人體的脾胃之氣，對肝功能也有益處。

李時珍提倡食補，但更重視水補。他認為「水為萬化之源，水去則營竭」。在《本草綱目》裡，「水篇」被列為全書首篇，這也體現出水對人體的重要程度。

藥補不如食補，食補不如水補。在人體七大營養素中，水占第一位，我們若能認識水的作用及重要性，喝好水，攝取以好水烹製的食物，不但能維持和促進人體健康，還能治癒許多疾病。

喝水是最簡單的養生方式，但如果喝的水不健康，不僅不能養生，還會對身體造成危害。所以，我們一定要瞭解哪些水對身體有

利，哪些水對身體有害。

一、對身體不利的水

1.**生水**：生水中含有各種對人體有害的細菌、病毒和人畜共患的寄生蟲。

2.**老化水**：即死水，也就是長時間儲存不動的水。

3.**千滾水**：即在爐上沸騰了一夜或很長時間的水，及電熱水器中反復煮沸的水。

4.**蒸鍋水**：即蒸物的水，特別是經過多次反復使用的蒸鍋水，亞硝酸鹽濃度很高。

5.**不開的水**：比如自來水。

二、一天的需水量

為了維持體內水的平衡，每天攝入恰當的水是很重要的，這也是生理代謝的需要。一般說來，健康的人體每天消耗2～3公升水，這些水必須及時補充，否則就會影響腸道消化和血液組成。天熱時適量增加，喝4公升水也不為過，而那些愛運動、服用維生素或正在接受治療的人，更應該多喝。

三、水溫的選擇

30℃以下的溫開水比較符合腸胃道的生理機能，不會過於刺激腸胃道，造成血管收縮或刺激蠕動。另外，古語有「朝朝鹽水、暮暮蜜糖」的說法。按照中醫理論，鹹屬水歸腎經，如果早上喝一杯淡鹽水，可以保養一天的精神，到了傍晚再用溫開水（不超過60℃）沖一

杯蜂蜜喝，這樣可以濡養脾胃，促進健康。

四、喝水的方法

1.少量多飲：喝水過多、過少都不利健康。一下子飲水過多，大量的水積聚在胃腸中，會使人胸腹感到脹滿，還會沖淡胃液，導致胃腸的吸收能力減弱，嚴重的甚至會導致水中毒；而飲水過少，則不能令身體真正吸收、利用。正確的飲水方法是：一口氣將一整杯水（約200～250cc）喝完，而不是隨便喝兩口便算了。

2.未渴先飲：有些人沒有養成定時喝水的習慣，只有口渴了才想起來要喝水。口渴，實際上體內已嚴重缺水，人體很多器官可能已經受到脫水的傷害，因此不要等到身體告訴你它「缺水」了才喝。

3.不要喝得太快太急：喝水太急，無形中會把很多空氣一起吞下，容易引起打嗝或是腹部脹氣，腸胃虛弱的人喝水更要慢。劇烈運動後的喝水方法是，先用水漱漱口，潤濕口腔和咽喉，然後喝少量水，停一會兒，再喝一些，讓身體慢慢吸收。

《傷寒雜病論》驅除寒濕養真陽

《傷寒雜病論》為張仲景所作，是一部論述「傷寒」和「雜病」的專著。

寒濕是現代人健康的最大剋星，是絕大多數疑難雜症和慢性病的源頭或幫兇。與寒濕相對的是陽氣，陽氣就像太陽一樣，給大自然以光明和溫暖，失去陽氣，萬物便不能生存。如果人體沒有陽氣，體內就失去了新陳代謝的活力，不能供給能量和熱量，生命就會停止。

陽氣是生命的能量之源，正常生命活動需要陽氣的推動。而寒氣是致病的因數，是陰邪，一旦寒氣損傷了陽氣，溫煦不夠，人體代謝功能就會減退，疾病也就會乘虛而入。具體地說，人體有寒濕之氣主要是因為：

1.壓力大，不注意休息：現代社會競爭激烈，人們工作壓力大，很多人不注意休息，經常熬夜加班。長此以往，身體免疫力就會下降，大自然的寒濕之氣就會乘虛而入，體內寒濕之氣也因此加重。

2.淋雨：經常淋雨的人，頭頂多半會生成一層厚厚軟軟的「脂肪」，這些脂肪就是寒氣物質。等身體哪一天休息夠了，血氣上升，就會開始排泄這些寒氣，由於長時間累積了大量的寒氣，身體需要借助不斷打噴嚏、流鼻水等方式將之排除，這時因為頻繁打噴嚏、流鼻水而被醫生認定為過敏性鼻炎。年輕時貪圖一時的浪漫，卻要耗費大半生來承受「過敏性鼻炎」的痛苦，實在不明智。

3.游泳時不注意：游泳是寒氣進入身體的主要途徑之一，和淋雨相同的是，這些寒氣大多不會即時反應，使人們忽略游泳和寒氣的關係。多數游泳的人從水中出來時，會感覺冷，特別是一陣風吹來，這種感覺即寒氣侵入身體最具體的感受。喜歡游泳的人最好選擇沒有風的室內溫水游泳池，才能減少受寒的機會；同時，在游泳前後各喝一杯薑茶，可加強身體對抗寒氣的能力。

此外，現代人多以車代步，使得人們體力勞動明顯不足，身體得不到充分活動；電扇、冷氣等科技產品的廣泛應用，讓人們沒了四時的概念，夏天不熱、冬季不冷，遲早要生病；吃反季節蔬菜，喝冷飲，光腳走路，濕著頭髮就睡覺……這一切都在無形中帶來了一個結果──體溫降低，寒濕之氣加重。

　　寒濕之氣是健康的頭號殺手，要健康祛寒濕，就要避免以上幾種行為和做法。

　　而如何養陽氣呢？其實，天地間最大的陽氣就是太陽，太陽的變化直接影響著人體陽氣的變化。長期待在辦公室的人總是感覺沒有生氣，如果能每天抽時間曬曬太陽，就會覺得整個人精神很多，這是太陽給我們的力量。

　　古人「日出而作，日落而息」，是跟著太陽走的，但是現代人很難做到；古人「鋤禾日當午」，夏天在太陽底下幹活，雖然汗流浹背，但是身體陽氣充足，不會得怪病，但現代人坐在冷氣房裡吃冰西瓜，偶爾出門也要塗防曬霜、撐遮陽傘，唯恐被太陽曬到，身體裡的陽氣根本生發不起來。

　　太陽是最好的養陽藥，為了養好陽氣，我們可以經常抽出時間曬曬太陽，特別是在寒冷的冬季，曬太陽就是一種最好的養陽方式。不過需要注意的是，曬太陽時一定不要戴帽子，讓陽光直射頭頂的百會穴，陽氣才能更好地進入體內。

《儒門事親》中的養生方

　　《儒門事親》由金代著名醫學家張從正所著，書中除了記載了大量的治病藥方與案例外，還講到很多養生法，主要包含了以下幾點：

一、吃補藥要考慮多種因素

　　是藥三分毒，補藥也不例外。在《儒門事親》的「推原補法利害非輕說」中就有這樣的論述：「論者嘗知補之為利，而不知補之為

害。」補藥可以補人，但前提是科學合理，否則會適得其反。一般來說，服用補藥需注意以下幾點：

1.**應考慮身體是否需要**。虛則補之，在身體虛弱時才需要吃補藥，人體在正常情況下，處於陰陽平衡的狀態，而補藥則具有陰或陽偏盛之性，有病時可用於糾正體內陰或陽的偏差。例如，中藥附子是補陽之藥，用於怕冷、肢涼的陽虛之體，若人體陽氣不虛，吃後就會產生陽盛上火的病症；如果是陽虛，吃了補陰的藥，不僅達不到補的目的，反而使身體不舒服。因此，欲吃補藥，必須先判明自己的身體是否虛弱，體虛方可用補藥。

2.**要分清各種補藥的功效**。如人參是補氣的，當歸是補血的，鹿茸是補陽的，枸杞子是補陰的，等等。

3.**弄清身體裡哪個臟腑陰陽氣血不足，才能準確、有效地進補**。例如，如果是陽虛，是脾陽虛還是腎陽虛？如果是陰虛，是肺陰虛還是腎陰虛？對此，必須診斷準確，再有針對性地選擇藥物。

4.**體虛用補藥，只需服到身體恢復便應停止，不能無限制地服用**。如人參為補氣之藥，服用過多會產生氣盛陽亢火熱之症，對身體健康反倒不利。

5.**吃補藥還要注意胃腸消化功能**。胃腸消化功能好，才能使補藥吸收利用，如果服補藥後發現胃部飽滿不想吃飯的症狀，應先用藥調理胃腸功能，再服補藥或調整補藥的劑量與配伍，以利於補藥的充分利用。

6.**吃補藥還應注意季節**。服用溫補的藥，如人參、鹿茸等，秋冬兩季較為適宜，因為天氣漸冷，能耐受溫補之藥，且不易產生不適。當然，這並不是說夏季不能用溫補之藥，只要是陽氣虛，也可用溫補

藥，但是夏季用溫補之藥應慎重，否則容易產生陽盛火熱的副作用。

二、疲勞時用熱水敷眼不如冷水好

有人說用熱湯洗眼可以使眼睛明亮，這種說法是錯的。火攻眼睛，如果用熱湯洗，簡直就像把刀投給賊人，用熱水洗眼睛雖然暫時感到滑潤，但過一段時間就會感到發澀。其實，用冷水洗眼睛是最好的，雖然剛開始時眼睛發澀，不舒服，但過一段時間就會變滑。

三、飲酒過度、中暑，或得了傷寒、熱病、瘟病後不要受顛簸

在《儒門事親》中記載了這樣一些案例：有個人在春天裡得了瘟病，三天之內，用驢車載百里，等到下車，人就昏迷不醒了，幾天後就死了；也有個人因為飲酒過度，感染了外界的病邪，頭痛發熱，症狀如傷寒，持續了三四天的時間，用馬馱回家，不過六七十里的路程，到家後就全身疼痛而後昏厥，然後就死了。

如今，我們出門雖然不用坐馬車、驢車，道路也比以前平坦了，但顛簸總是存在的。所以，在喝完酒、中暑，得了熱病、瘟病後要謹慎，不可做劇烈運動，避免長途跋涉，以防萬一。

四、老年人要特別注意飲食

人上了歲數，體內元氣就會下降，胃氣減弱，所以老年人吃東西應該忌口，要禁食羊肉、豬肉、魚肉、兔肉等食物，但不可過於忌口，否則會造成胃口閉絕，導致形體消瘦，不利於健康。此外，有病在身的老年人要多吃軟爛稀的食物，儘量多吃流食，少吃肥膩、太甜的食物，要注重用食療的方法治療疾病，即使是患病後期也要如此，

以恢復體內的正氣。

《易經》中的卦象養生

《易經》是遠古眾多聖人根據大自然的發展變化規律，經過長時間的研究實踐總結出來的，可以說《易經》是高度智慧的結晶。唐代名醫孫思邈說：「不知《易》，不足以言知醫。」「醫易同源」，《易經》裡也有很多獨到的養生智慧，尤其是卦象養生，值得我們關注。

八卦各象均對應人體的不同部位和穴位，即乾卦對應人的頭；坤卦對應人的肚子和腹部；震卦對應人的足；巽卦對應人的臀和股；艮卦對應人的手；坎卦對應人的耳朵；離卦對應人的眼睛；兌卦對應人的嘴。這樣，我們就可以根據八卦的各象來探尋人類的體質，然後依每個人的不同體質進行不同方法的保健養生。

1.**乾卦人**：乾卦為八卦之首，象徵陽剛、剛健、自強不息，所以這一卦象的人組織能力、領導能力通常比較強，一般多為上級、領導、有錢而富貴者。同時，乾卦除了對應人的頭以外，還對應人的胸、肺和大腸，這也是為什麼乾卦人不僅頭比較大，而且胸廓也很發達，骨骼好，常具備擔當重任的身體條件。此外，乾卦在五行中代表「金」，此卦象的人處於一種陰陽平和狀態，故壽命都比較長。然而，「金」在五行中屬燥，這就造成乾金之人容易患肺方面的疾病，如肺燥等。同時，肺又和大腸相表裡，故這類人也容易得腸燥、便秘，甚至哮喘病、糖尿病。

乾金卦的人在養生時應注意多吃一些清涼潤肺的食品，如銀耳、

藕、百合、杏仁等；也應多吃一些潤腸的食物，如紅薯、木瓜等；另外，煙酒之類易產生燥熱，所以此類人要少抽煙、少喝酒。

2.**坤卦人**：此卦明柔，地道賢生；厚載萬物，運行不息而前進無疆，有順暢之象，故坤卦人多長壽。這一卦象的人基本上偏內向，性格穩重厚道，踏實勤懇，屬於實幹家一類。由於坤卦對應人體的腹部，此類人通常個子比較矮，屬比較敦實型，行動緩慢。同時，坤卦在五行中代表「土」，屬濕，濕氣通於脾，故該型人常有脾系疾患的潛在預感傾向，如腹痛泄瀉、水腫等，而且易患內臟下垂等症。

坤土卦的人在養生時要注重除脾濕，飲食上可多吃一些羊肉、辣椒、生薑之類；還應多吃一點豆類，可有效幫助健脾利濕。尤其在夏天濕氣重的季節，坤卦人更應多吃一些健脾的食物，如煮的肉、粥，以助克制脾濕。

3.**震卦人**：此卦兩陰爻在上，一陽爻在下，表示一種向上，向外發展的趨勢，陽剛，躁動，故健。這一卦象的人性格多仁慈直爽、自尊心強、勤奮、有才幹，但由於善動而少靜、性急易怒、暴躁、倔強。此卦在五行中表「木」，故震卦人容易患肝火旺等肝臟系統疾病；又因「木生火」，這類人也比較容易得心臟系統疾病，如心跳過快、心肌缺血等。

震雷卦的人在養生時應多食能補益人體臟腑、陰陽氣血的食物，如高粱、涼粉、藕粉、蘆薈、豬蹄、雞爪等；不宜過量食用屬於坎水的食品，如酒、飲料、牛奶、豆漿等；也不宜多吃蔥、薑等散氣的食品。同時，此卦象的人應當注意情緒調理，少發脾氣，有空可以按摩神門穴，平時多做慢跑等運動。

4.**巽卦人**：此卦「柔而又柔，前風往而後風復興，相隨不息，柔

和如春風，隨風而順」，順從，謙遜。這一卦象的人通常都很活躍，坐不住，靜不下來，而且善變，所以比較容易得神經方面的病症，如神經官能症、癔症等。由於巽卦在五行中代表「木」，此卦象的人處於多陽少陰的狀態，故壽命也要稍微偏短一些，但是比離火之人要長。巽卦屬風，風氣通於肝，導致巽卦人通常易患肝膽疾病，脾胃欠佳。

巽木卦的人在養生時應注意少吃發物，如豆芽、香椿、蒜苗等；儘量不要吃腐乳、豬頭肉、老公雞肉等；也要少吃羊肉和海鮮，這樣才能調補體內的陰陽平和。另外，此卦象的人還要特別注意大風天氣時的養生，避免外風影響體內的肝風，注意保持情緒穩定，不要動氣，也不要吃動風的藥物。

5.**艮卦人**：此卦一陽爻在上，二陰爻在下，陽少陰多，表示一種向下向右發展的趨勢。但一個事物發展到頂點了，就必須謹慎，否則會向相反方向發展。這一卦象的人性格多憨厚、篤實、保守、安靜、固執、審慎、誠實守信。由於艮卦在五行中代表「土」，而胃為燥土，與脾相表裡，故胃對於艮掛人來說尤其重要。這類人胃一旦受傷，很難自行恢復，即使暫時治好，也很容易復發。

艮土卦人應多食補胃土的食物，如黨參、小米、馬鈴薯、飴糖、玉竹等，少食牛奶、豆漿、番茄、生地、山藥等屬於坎水或兌澤的食品。同時，此類人平時可常按摩或外敷沖陽穴，乃足陽明胃經的原穴，對養生祛病很有效果。

6.**坎卦人**：此卦為二坎相重，陽陷陰中。這一卦象的人處於多陰少陽的狀態，陽氣耗得少，又很注重保養，通常壽命偏長。性情方面，坎卦人通常極端內向，患抑鬱症的可能性非常大；但另一方面，

他們絕頂聰明，城府很深，足智多謀，善於出謀劃策，是良好的謀略型人才。由於坎卦對應人的耳朵，故這類人通常耳朵比較大，善於傾聽，即所謂「耳聽八方」。坎卦在五行中代表「水」，屬寒，寒氣通於腎，這就造成坎水人容易患與腎臟有關的泌尿系統疾病及婦科病、心臟病等。

坎水卦的人在養生方面應注意防寒保暖，預防腎臟疾病，保養陽氣；飲食上應多吃一些溫補的、溫陽散寒的食物，如羊肉等，少吃寒涼之物，如梨等。

7.離卦人：離卦象日，秉天之火氣，得天陽之光熱，陽氣旺盛，火氣充足。因此，該卦象的人性格通常外向，情緒易激動，這就造成他們易得躁狂症，而且陽氣耗散過大，火灼陰津，有易陽亢陰虛的危險，通常壽命偏短，易患急性病和暴斃。但另一方面，此類人始終保持一種奮發進取的狀態，善於運用發散性思維，具有發明家的潛質。由於離卦對應人的眼睛，此類人眼睛都很「毒」，目光敏銳，什麼事情都逃不過他們的眼睛。同時，離卦在五行中代表「火」，火氣通於心，心為火臟，心主血脈，這就導致該類人易患心血管疾病，如冠心病、動脈硬化等疾病，又因火能動風、傷血，所以還有中風、腦溢血等潛在傾向。

離火卦的人在養生時應注意以靜養生，盡量保持安靜的狀態，不要生氣，也不要吃過於辛燥、易動火的東西；酒更要少喝，平時不要動風，以維持體內水火陰陽的平和，這樣才能彌補先天體質上不足，達到延年益壽的目的。

8.兌卦人：此卦象一陰爻在上，二陽爻在下，表示一種向上發展趨勢的事物，外柔內裡剛硬，外虛內實的事物。這一卦象的人性情多

溫和、善言、活躍、溫厚、重感情、感召力強、重義氣，但也不乏喜歡譤謗、拍馬屁、奉承、憂愁者。由於兌卦在五行中代表「金」，而五臟中肺屬金，故此卦象的人一旦患上與肺系統有關的疾患，如氣管炎、肺炎等，很難自動痊癒，即使暫時治好了，也很容易復發。

兌澤卦的人要特別注意肺系統的保健。平時應注意保暖，常食些枸杞子、濃米湯、番茄、去皮的花生等補益精氣的食品，不宜多食燒烤食品，也不要多吃蘋果和梨。同時，在情志中，憂愁和悲傷都會對肺系統造成傷害，所以此卦象的人要注意平時的情緒，儘量少看悲傷的電影或小說等。

《論語》裡的飲食養生觀

《論語》是儒家學派的經典著作之一，由孔子的弟子及其再傳弟子編撰而成。在《論語》中，孔子明確提出了自己的飲食觀念：「食不厭精，膾不厭細。食饐而餲、魚餒而肉敗，不食；色惡不食；臭惡不食；失飪不食；不時不食；割不正不食；不得其醬不食。肉雖多，不使勝食氣。唯酒無量，不及亂。沽酒市脯不食。不撤薑不食，不多食。……食不語。」其中包含了哪些飲食養生的秘訣呢？

所謂「食不厭精，膾不厭細」，是說吃東西一定要吃精緻、美味、可口的食物，吃肉時要把肉切成很細的絲。這是很有道理的，因為越精緻、精細的食物越容易消化，尤其是老年人的牙齒不好，腸胃的消化功能也大大減弱，食物太粗，肉不切細，不煮爛，便咬不動，會引起消化不良。孔子堅持了這一飲食原則，既能攝入充足營養，也是他長壽的重要因素。

「食饐而餲、魚餒而肉敗，不食；色惡不食；臭惡不食；失飪不食」，意思是說食物經久變質，魚、肉腐爛變壞，都不要吃；食物變色難看的也不吃；食物氣味難聞的不吃；烹調手法不對的不吃。例如，鴨子一定要烤著吃，因為鴨子是屬於寒性的，烤鴨子可以把它的寒涼性質去掉一些，然後取其平補之性；而雞是不可以烤的，因為雞是屬於火性的，所以吃雞只能燉，否則就違反它的本性了。不按照食物本性進行烹飪的食物，吃了之後就會對人體造成損害。

「不時不食」，這句話的意思是說，不按季節、不按節氣上市銷售的東西都不要吃。因為食物有自己的屬性，飲食就要順應四時，不合時宜的飲食不但不能為身體補充營養，還會有反作用。例如，西瓜性寒，夏天吃西瓜可以幫助除去體內的暑氣，防暑降溫，但如果冬天吃西瓜，則會助長體內的寒氣，使身體受損。所以，孔子提倡一定要吃應季的食物。

「割不正不食」，是說在烹飪的過程中，如果食物的切割方法不對，也不要吃。這不是說孔子對飲食挑剔，而是考驗一個廚師做事的態度。如果他連食物要切成方形還是長條形都搞不清楚，做不好，那做其他事情也必然漫不經心，不負責任。這樣的廚師做出來的飯菜又怎麼能放心食用呢？

「不得其醬不食」，是說調味品配伍不恰當的食物不要吃。古人非常講究配伍的原則，就像中藥一樣，哪幾種藥配在一起療效最好是很有講究的。孔子認為調味品也是一樣，調味品只有配伍得當，做出來的飯菜才會鮮美可口，讓人食欲大增，促進胃腸消化。

「肉雖多，不使勝食氣」，意思是說即便吃很多肉，但肉的量不能代替和超過主食。古人認為，肉食營養價值很高，對人體有很好的

補益和補精血作用，但如果過量食用，則會加重身體負擔，所以不能貪圖口福，超過主食的量。這一觀點也很符合中醫「五穀為養、五菜為充」的飲食養生原則。是說穀物類食物是滋養身體的根本，菜只不過是作為主食的一種補充而存在的，所以不能把菜當主食吃。

「唯酒無量，不及亂」，是說飲酒可不限量，但是不要讓自己喝醉了而做出一些非理性的事情。適量飲酒對身體是有好處的，但是酒後容易亂性，對肝臟的傷害也很大，所以儘量不要喝多。

「沽酒市脯不食」，意思是說從集市上買的酒不要喝，買的肉脯也不要吃。孔子認為商人都是重利的，為了追求利益的最大化，必然在飲食的衛生、選材、製作等方面降低要求和成本，人吃了不衛生、不好的食物，必然會生病。

「不撒薑不食，不多食」，意思是說生薑可以經常吃，但不能過量。薑可蔬可藥，兼具藥食兩用價值，有發表、散寒、化痰、止嘔、開胃的功效，用於防治胃脘疼痛、食欲不振、細菌性痢疾等療效頗佳。但薑性味辛、溫，多食可致積熱傷陰，損傷正氣，出現目紅、口舌乾燥、身熱汗出等症狀，所以孔子餐桌上少不了薑，但又不多吃它。

「食不語」，說的是吃相，就是吃飯時不要多說話。如果吃飯時說話、談笑，很可能造成危險的狀況，如噎住、嗆著等。

總之，孔子很重視飲食衛生，提出飲食要新鮮、清潔，要定時、定量，飲食要有規律，符合禮教法度，從而養成良好的飲食習慣。從現在的保健、飲食衛生觀點看，孔子的這些飲食觀點，值得現代人參考和借鑒。

《紅樓夢》中的八大養生智慧

《紅樓夢》為清朝曹雪芹所著，是一部奇書，也是一個萬花筒，不同的人能從中看出不同的門道，其中關於養生的智慧更是值得現代人研究。

1.食養：《紅樓夢》中描寫的飲食文化可謂其經典之處，其獨特魅力在於從小處著眼，雖只是家常的糕點、湯水，卻恰恰融營養、滋補、食療於一體，折射出中國傳統的養生智慧。如補氣健脾的山藥糕、可使頭髮光澤的雞油卷、養心安神的紅棗湯等；再如常吃肉的人要多喝酸梅湯，體虛的人不要吃螃蟹、忌生冷之食等。

2.茶養：《紅樓夢》中有多處描寫吃茶養生的情形，如第63回寫寶玉吃了麵食，林之孝家勸他飲「普洱茶」，寶玉飲後，頓時食欲大增；第41回，妙玉為眾人泡茶時說：「一杯為品，二杯即是解渴的蠢物，三杯便是飲牛飲騾了。」從養生的角度看，這其實是在說明飲茶要適量，不可多飲。妙玉為賈母斟茶時，賈母言：「我不喝六安茶。」從養生的角度看，六安茶是不發酵的綠茶，賈母等人是飯後來到櫳翠庵的，而且她也說到吃過「酒肉」，而油膩之氣在腹是不適合喝綠茶的。

3.酒養：整部《紅樓夢》似乎都洋溢著酒香，而飲酒除了可以助興，在養生上也有可取之處。

少量飲酒既可刺激胃腸蠕動，有助消化，又可疏通血液，祛風祛寒，有利於興奮神經，消除疲勞，飲酒可以養生，但以不過為宜。還有一點寶釵說得妙：「酒性最熱，若熱吃下去，發散的就快，若冷吃下去，便凝結在內，以五臟去暖它，豈不受害？」所以，這養生

酒以溫熱後飲用為宜。另外，以酒養生還需要注意飲酒時間。一般認為，酒不可夜飲。《本草綱目》記載：「人知戒早飲，而不知夜飲更甚。」之所以戒夜飲，主要因為夜氣收斂，一方面所飲之酒不能發散，熱壅於裡，有傷心傷目之弊，另一方面酒本為發散走竄之物，易擾亂夜間人氣的收斂和平靜，傷人之和。

4.**多動**：生命在於運動，一個人要想健康，就要多運動。《紅樓夢》第67回中寶釵勸解黛玉的那番話就很有道理：「妹妹若覺著身子不爽快，倒要自己勉強掙扎著出來走走逛逛，散散心，比在屋裡悶坐著到底好些。我那兩日不是覺著發懶，渾身發熱，只是要歪著，也因為時氣不好，怕病，因此尋些事情自己混著。這兩日才覺著好些了。」寶釵的這番話，正暗含了中醫養生中「久坐傷肉，久臥傷氣」的觀點。長久的臥床會造成氣血不暢，筋脈不舒；長時間坐著會使周身氣血運行緩慢，肌肉鬆弛無力。適當的臥床、靜坐休息可以緩解疲勞，平和心境，但凡事必有「度」，超過了界限就會適得其反。而略有小疾的病人，適當增加戶外活動既可以避免坐臥的孤獨無聊，轉移對疾病的注意力，又可活血行氣，增強體質。

5.**防風寒**：史湘雲在《紅樓夢》中不僅是個富有浪漫色彩的人物，還是個很懂養生的人。在第58回中，寶玉染疾未大癒，在大觀園裡散心，坐在石頭上看著湘雲她們玩，湘雲則提醒他：「這裡有風，石頭上又冷，坐坐去罷。」為什麼一點點涼風讓湘雲這麼緊張呢？因為她懂得風邪是百病之長。

中醫將致病的原因分為內因、外因、不內不外因，而風邪就是外因之一，而且算得上是最厲害的外因。風大而疾，或者人體出汗後受風，久病後體虛受風都會導致發病。又加之一年四季都有風的存在，

因此風邪是最常存在的致病因素。而其他幾種邪氣，如寒氣、熱氣、濕氣等，也常常以風為媒，進入人的身體引發疾病。所以，在日常生活中我們應注意防風邪，例如春夏風邪最盛時，不在陽臺、樹下、露臺或有穿堂風的廳堂、涼滑的水泥地上睡覺；而無肩、無領、露背的衣服也會給風邪有可乘之機；緊身衣和透氣性差的衣服因為不能散汗，所以汗出當風可能引發肌肉關節酸痛或四肢僵硬而致病。

6.「藥」養：曹雪芹對中藥頗有研究，所以他在《紅樓夢》中提到了很多中藥，下面就為大家採擷最常見的幾種，看看它們的養生治病功效。

桂圓湯：就是用桂圓熬製成的湯，不僅可以養血益脾，還能寧心安神，是一種防病治病、養生保健的滋補佳品。

人參：人參性平味甘，微苦，歸脾、肺、心三經。其功重在大補正元之氣，以壯生命之本，進而固脫、益損、止渴、安神。人參雖好，但切忌長時期連續服用，也不可自己盲目濫用。另外，肝火上亢的高血壓患者、腎功能不全伴有少尿者、失眠煩躁屬實症者、感冒發熱者、素來陰虛火旺者，不宜服用人參。

肉桂：肉桂屬溫補腎陽藥，有助熱的作用。在《紅樓夢》第45回中，寶釵對黛玉說：「昨兒我看你那藥方上，人參肉桂覺得太多了。雖說益氣補神，也不宜太熱。」所以，四肢常年冰冷者可適當服食肉桂。

當歸：當歸性溫，味甘、微辛，氣香液濃，入心、肝、脾三經，有補血、活血、調經、潤燥、滑腸作用。

杏仁：味苦性溫，入肺、大腸經，有止咳定喘、生津止渴、潤腸通便之功效。《本草綱目》記載：「杏仁能散能降，故解肌、散風、

降氣、潤燥、消積，治傷損藥中用之；治瘡殺蟲，用其毒也；治風寒肺病藥中，亦有連皮尖用者，取其發散也。」

金銀花：《本草綱目》記載：「金銀花，善於化毒，故治癰疽、腫毒、瘡癬……」，金銀花常用於治療溫病發熱、風熱感冒、熱毒血痢、癰瘍等症。在炎夏到來之際，給兒童喝幾次金銀花茶，可預防夏季熱癤的發生；在盛夏酷暑之際，喝金銀花茶能預防中暑、腸炎、痢疾等症。

7.心態養生：《紅樓夢》從頭到尾都涉及養生，喝酒、品茶、飲食等，其中，調情悅志、怡情養性尤其在賈母和劉姥姥身上表達得淋漓盡致。

賈母和劉姥姥都是長壽之人，兩人長壽的秘訣雖在細節上有所不同，但從整體心態上看，都是豁達開朗的。賈母雖是整個賈府的元老，但她不似王熙鳳有那麼強的權力欲望，反而是將所有事物都交給兒媳、孫媳處理，自己樂得清閒，她的晚年生活就更為怡然，為她的長壽打下了堅實的基礎。另外，賈母平易近人，又樂於和晚輩們共處，因此一家子年輕晚輩都愛和她做伴，年輕人的簇擁讓賈母的生活變得豐富多彩，而不是乏味枯燥，且心態的年輕是身體保持活力的基礎。

而劉姥姥更是一個樂觀豁達的老人。雖然家道艱難，被迫到親戚家尋求幫助，一般人難免自怨自艾，覺得顏面盡失，劉姥姥卻很看得開，只當自己是「去見了趟世面」。面對小輩們的嬉鬧，她也不惱，反而配合他們耍弄，又用自己樸實的幽默讓眾人歡笑，將一起窮親戚討上門的傷心景象，轉換成歡樂氣氛的場景。

心態健康是身體健康的基礎，甚至是根本。《黃帝內經》中說：

「精神內守，病安從來。」一個健康、積極的心態，是抵禦一切外來疾病最有力的武器。所以，從賈母和劉姥姥的長壽經上看，並不是只有家境優越、養護周到才能長壽，其實只要有一份從容心態，不管是錦衣玉食還是粗茶淡飯，都能從中體味養生的真諦。

《菜根譚》裡的冥想養生法

《菜根譚》是明朝萬曆年間洪應明寫的一本語錄體著作，被後世譽為修身準則和處世大全。

現代人壓力大，能有幾分鐘自己的時間，好好放鬆一下，是給自己最好的禮物。如果只有短短的10分鐘，你會選擇躺著放鬆，還是靜坐冥想呢？《菜根譚》給了我們答案，它是這樣說的：「夜深人靜獨坐觀心，始覺妄窮而真獨露，每於此中得大機趣；既覺真現妄難逃，又於此中得大慚忸。」意思是說，夜深人靜時，靜坐下來，深深體驗自己的內心，慢慢體驗到妄想沒有了，而真如的狀態體現了出來，這是一種無法言狀的美妙感受。再進一步體驗時，卻發現這種真如的體現只是暫時的，妄念還是無法徹底消除，心中頓生慚愧之心。

可見，靜坐冥想是放鬆與調理內心最好的方法。我們生活在變化迅速、繁雜紛紜的世界裡，太需要留一些時間給自己，而冥想能培養一種滿足和平靜的情緒狀態，它促使人的精神放鬆，腦電波平靜，並且能調節血壓。它還能啟動副交感神經系統，從而平息體內的躁動情緒，清除肌肉中不必要的張力，幫助調節呼吸頻率。如果能每天練習冥想5分鐘到1個小時，對應付生命中的挑戰或壓力很有幫助。

在精神方面，注意力集中和大腦活動平靜，就能把你帶入真正的

冥想狀態，這時你拋棄了所有的感覺，也不會被任何事物打擾。冥想的最終目的是天人合一的最高精神狀態，而你將洞悉世事或自覺地感悟到自我的本質。

冥想是一種古老的修煉方法，但現代科學研究發現，「沉思冥想」不但有助於修煉，還能大大降低高血壓患者患心血管疾病的機率。美國耶魯大學醫學院教授伯尼塞格爾也認為，沉思冥想可治療心臟病、關節炎等疾病，還可治療、預防癌症。那具體應如何冥想呢？以下幾個方法可供大家參考：

1.**觀呼吸**：把專注力放在我們平穩且深長的呼吸上，且慢慢地縮小注意力的範圍到鼻尖，或是鼻尖外那一小塊吸/吐氣的空間上。仔細感覺每個吸吐之間的變化，其他什麼都不想。

2.**觀外物**：半閉著眼睛，把目光集中在眼前約一尺之遙的定點上，可以是一張圖，也可以是一點燭光……儘量保持眼前的事物越單純越好，以免分心。在注視它一陣子後，緩緩地把眼睛閉上，心中仍想著那個影像，仍舊保持平順的呼吸。

3.**內觀**：內觀可以看的地方很多，除了之前介紹的觀呼吸外，還能專注在第三眼、喉輪、心輪等多處，若有什麼雜念產生，仍舊回來注視那個頂點，不要讓自己的注意力分散了。

冥想的時間不用太長，尤其是初學者，能很專注且享受5分鐘就不錯了，然後再慢慢延長每次冥想的時間。不過，要留意的是，我們雖觀照某處，但身體和心情是絕對放鬆的，不要不自覺地皺著眉頭或握緊拳頭。

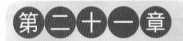

坊間的養生祛病經

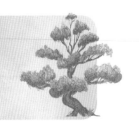

暈車，聞聞薑片就舒服

生活中我們常見有些人坐上汽車後沒多久就覺得頭暈，上腹部不舒服、噁心、出冷汗，甚至嘔吐；尤其當汽車急煞車、急轉彎或突然起動時更厲害。

暈車的人都知道，這種感覺是非常難受的，吃暈車藥會好點，但是暈車藥得提前吃，吃晚了沒效果。而且是藥三分毒，對於經常坐車的人來說，常吃暈車藥也不是長久之計。那麼，有什麼好辦法呢？在走訪一些長壽鄉時，我搜集到了一個偏方——用鮮薑治暈車，以下就跟各位分享。

1.出門坐車時，拿一塊做菜用的鮮薑放在手裡，在車上時不時地放到鼻子下聞一聞，或是把鮮薑片放到口罩裡，然後戴上口罩。

2.切一片鮮薑片，按男左女右的方法敷於內關穴上（手掌面腕部正中上約兩寸處），可用膠布或手絹固定。

3.切一片鮮薑，在臨上車時，貼在肚臍眼上，用傷濕治痛膏或醫用膠布固定好，到達目的地，撕下扔掉。

這三種方法都很有效，暈車的朋友可以選擇自己覺得舒適的一種

嘗試一下。

一粒感冒藥治好頑固性便秘

便秘是困擾現代人的一個常見問題，防治之策五花八門，有食療、用藥、按摩等，但是辦法多，出路少，最後能徹底解決問題的少之又少。

有過育兒經驗的家長都知道，小孩子容易腹瀉、咳嗽，而很少便秘，為什麼會有這種現象呢？這和大腸經有關。中醫認為大腸經有個很重要的功能是「津」，所謂津，一是指水液，二就是往外滲透的力量。如果這種力量過強，裡面的水液就都滲透出去了，於是形成便秘；而如果這種力量特別弱時，就會拉稀、腹瀉。

那麼，是什麼在控制這一力量呢？是肺氣。中醫認為，肺主氣，與大腸相表裡，也就是說肺與大腸是緊密聯繫在一起的，肺氣過實，津的滲透力量就會很強；反之則弱。而小孩子，尤其是剛出生不久的嬰幼兒，肺氣是弱的，所以他們容易咳嗽、腹瀉。隨著年齡的增長，肺氣越來越強，超過了一定的限度，或是過強時，就會出現便秘，這也是為什麼成人多便秘的原因。

而感冒藥之所以能治好便秘，就是因為調到了肺氣的緣故。當然，我不是告訴大家，患了便秘去吃感冒藥，而是說要調理肺氣，使其處於平衡和諧的狀態。具體怎麼做呢？調適呼吸，儘量用腹式呼吸；肺喜潤惡燥，調攝肺氣就要多吃梨、蓮藕等潤肺生津的食物；另外，吞嚥口水也可生津防便秘。食物進入身體後，經過胃消化、小腸吸收後，食物殘渣進入大腸，最後由肛門排出體內，而平時有意識地

嚥嚥口水，可以補充津液，增強排便動力，使大便順暢地滑出腸道。

對於已經患便秘的人而言，可以試試摩腹法，這可暫時解決排便不暢之苦：雙手對搓摩熱，然後以肚臍眼為中心，用右手按順時針方向按摩腹部。記住每次按揉到肚臍下方時，手要向下捋一下，這可以很好地幫助大便下行。

另外，嚥口水也能治療便秘，這主要是有的人便秘是因為上火，肺火旺盛，熱耗津液；而大腸與肺相表裡，缺少津液滋潤的大腸就像缺少潤滑油的傳送帶，傳導功能失常，也就產生了便秘。這時，吞嚥唾液就像給大腸上了潤滑油，使大便能順暢地滑出腸道。還有的人是因為體質虛，肝腎不足，血虛津虧，傳導力不足導致便秘，這種情況下，吞嚥唾液可以補充津液，增強排便動力，緩解便秘。

郎中老人的痔瘡防治神功

痔瘡的發病率極高，常見於成人，尤其是久坐者。痔瘡雖是個小毛病，但給人的生活帶來了種種不適，那該怎麼防治呢？

我拜訪過一位鄉村郎中，他不僅是個治病高手，還是個長壽老人。我見到老人時，他正在一掂一起地練功，出於好奇，我問老人練的是什麼功，老人笑呵呵地說，這是治痔瘡的功。原來，老人因為久坐的原因，患了痔瘡，說痛不痛，說癢不癢，但非常難受，於是他就開始練功。至於功法，老人說很簡單：站立，雙腳後跟抬起，稍微停留幾秒鐘再放下，每次做100下，每天2次，十天半個月後就會好轉。老人說自從自己做這種鍛煉方法後，痔瘡就好了。

老人又介紹了另一個方法給我：冷敷肛門。每天大便後，用毛巾

或手指，蘸冷水敷或清洗肛門。此法不但能清潔肛門，還能使肛門收縮，防止由於大便引起的肛門發脹和下垂。只要持續進行這種簡單的方法，就能不得痔瘡，得了痔瘡的人用這個方法也能減輕痛苦。

另有一個獨門妙方，對治療外痔療效極佳：將無花果葉放入瓷盆中，蓋上鍋蓋熬煮20分鐘，趁熱熏洗患處，每日3次。

治背痛的三種民間妙法

98歲的益老太太是我採訪過的長壽老人之一。益老說她年輕時因為幹活太多，落下了背痛的毛病，嚴重時，一刻也坐不住。逼於無奈，益老太太開始四處搜尋治背疼的方法，一路走過來，她尋得了三種很管用的方法。以下與大家一起分享：

1.**雙手相握**：所謂雙手相握，不是簡單的一隻手握另一隻手，而是一隻手在上，一隻手在下，從背後相握。

2.**背部撞牆**：背部有很多穴位，經常刺激它可以保健治背痛，具體做法是：離牆15～20公分站立，全身自然放鬆，用背部向後撞擊牆壁，待身體撞擊彈回後，再撞擊，約一秒鐘撞一下；隨著撞擊的節奏自然呼吸；撞擊時動作有力但不可過猛，要協調均勻。碰撞的順序可以是背上部、下部、腰、左右肩胛、左右側背部，要讓整個背部全部撞到。

3.**背後雙手合十**：每天做兩次，每次5分鐘，可以有效緩解背部疼痛。剛開始做時，也許會覺得非常吃力，做不到位，沒關係，只要堅持，很快你會覺得越來越容易做了，而且緩解背痛的效果也變得明顯起來。

現今很多上班族經常對著電腦，一整天都難得動彈，天長日久，脊椎變形，壓迫下背部肌肉，背痛在所難免，以上三法可有效緩解背痛，且簡單易行，不妨試試。

豆芽的效用：解酒、去火

許多人飲酒過度後，會覺得難受，這時最好來一杯豆芽湯，這是最好的「醒酒湯」，而且喝起來清淡涼爽。

這個方法是我從一個山村中學來的。豆芽之所以有醒酒的功效，是因為它含有天門冬氨酸的緣故。中醫認為豆芽，尤其是綠豆芽，在去心火、止血方面有強大的功效。春季吃豆芽，能幫助五臟從冬藏轉向春生，豆芽還能清熱，有利於肝氣疏通、健脾和胃。

豆芽湯不僅可以解酒，還可以去火解毒。北京的楊女士一到春天就上火，總是咽乾疼痛、眼睛乾澀、鼻腔火辣、嘴唇乾裂、食欲也大減，後來楊女士看到《本草綱目》有「綠豆可解熱毒」的記載，她便靈機一動，去市場買了綠豆芽，連著好幾天都喝綠豆芽湯，結果發現上火的症狀減輕了許多。

有效治腳臭、腳氣的土方

在走訪長壽老人時，一位老人說他以前有腳臭，不過後來好了，說完把他的方法告訴了我。

1.蘿蔔熬水除腳臭：白蘿蔔半個，切成薄片，放在鍋內，然後加適量水，用旺火熬3分鐘，再用文火熬5分鐘，隨後倒入盆中，待降溫

後反復洗腳，連洗數次即可除去腳臭。

2.鹽薑水洗腳除腳臭：熱水中放適量鹽和數片薑，加熱數分鐘，不燙時洗腳，並搓洗數分鐘，不僅除腳臭，腳還感到輕鬆，亦可消除疲勞。

3.土黴素去腳臭：將土黴素研成末，塗在腳趾縫裡，每次用量1～2片，能保證半個月左右不再有臭味。

此外，老人還說了兩個治腳氣的方法：

1.黃豆水洗腳：用150克黃豆打碎煮水，加水約1公升用小火煮20分鐘，待水溫能洗腳時用來泡腳。此法效果極佳，腳不脫皮，而且滋潤皮膚。一般連洗三四天即可見效。

2.雙腳互搓：洗腳時，將雙腳放在盆內溫水中泡兩三分鐘，待雙腳都熱了，用一隻腳的足跟壓在另一隻腳趾縫稍後處，然後將腳跟向前推至趾尖處再回搓，回拉輕，前推重，以不搓傷皮膚為宜。

花椒能有效緩解牙疼

牙痛了，去看西醫，醫生會告訴你是炎症，然後開一堆消炎藥讓你回家吃；如果牙壞了，就會建議你把壞牙拔掉。牙壞了，失去了它的正常功能，當然可以拔掉，但是牙痛，真的只有靠止痛藥來緩解嗎？當然不是，牙痛時我們可以用花椒來治。

花椒是做菜常用的調料，也是一味用途廣泛的中藥。用花椒煎水外洗可以治療多種皮膚病，如痔瘡、痱子等。另外，花椒還是治牙痛的一味良藥。

取10克花椒，加入適量的水，煮約5分鐘，加入50克左右的白

酒，完全涼後，將花椒過濾掉，再把白酒花椒水倒入潔淨玻璃瓶中備用。牙痛時，用潔淨棉簽蘸此水後放入牙痛的部位且咬住，很快就能止疼。

口腔潰瘍的治療之策

吃東西上火引起的口腔潰瘍，可以用番茄來治療。番茄是蔬菜中含維生素和礦物質最多的，治療內熱上火效果特別好，只要將番茄去皮，切成小塊，拌上白糖連吃兩次即可。

此外，還可食用綠豆雞蛋花。做法：雞蛋打入碗內拌成糊狀，綠豆適量放陶罐內冷水浸泡十多分鐘，放火上煮沸約1分半鐘（不宜久煮）；這時綠豆未熟，取綠豆水沖雞蛋花飲用，每日早晚各一次，治療口腔潰瘍效果好。如果口腔潰瘍反復發作，沒完沒了，可以用艾葉煮水泡腳，一般泡一兩次就好了。

火氣大，有內熱的人很容易患口腔潰瘍，有時還會伴隨口臭。如果想簡單地治好口腔潰瘍，每天敲15分鐘腿內側的肝經和腿外側的胃經。只要肝平了，胃好了，口腔潰瘍自然就會好了。

腹瀉，雞肉餛飩就是「瀉立停」

拉肚子這種小毛病很多人都碰到過，其實比較輕微的腹瀉可以排除體內的濕氣和毒素，對人體是有好處的。例如，你吃了太多油膩的東西、或者飲食不乾淨，腹瀉就是你身體正常的保護反應。這樣的腹瀉自己就會好，不用過多管它，但是長期頻繁的腹瀉，就要小心了。

長期腹瀉與身體虛損有很大關係。身體氣血消耗太大，胃氣也虛損，就很容易導致消化不良、腹瀉等一系列的毛病。這種狀況單純止瀉是沒用的，必須先補氣血。《本草綱目》記載，「黃雌雞肉五兩、白麵七兩，作民餛飩，下五味煮熟」，可以治人「脾胃弱乏，人瘦黃瘦」。雞肉是最補氣的食物，人參、黃芪、紅棗都是補益氣血的佳品。具體做法為：將雞肉剁碎做餡，和白麵做成餛飩；人參、紅棗、黃芪小火慢燉，然後用這個湯煮餛飩。吃餛飩，喝湯；空腹吃，每天一次。

小孩子腹瀉就不能用這個方法了，要多喝山藥粥。做法：山藥洗淨切薄片，小米洗淨後加水適量，用旺火煮開，然後文火慢煮至成稀粥狀，分次給孩子吃即可。

治感冒的民間偏方

感冒是人類最常見的疾病，一年四季均可發生，對此，民間有自己的一套應對方法，這裡我把典型的幾種搜集出來，供大家參考。

初起感冒時，將蔥白（連鬚）、生薑片適量，加水煎開，而後加適量紅糖趁熱一次服下（蔥薑不需服下），並馬上蓋好被子睡覺。

在五味中，生薑味辛，而辛主散，故能發汗、祛風散寒。所以，如果是受寒感冒，可以將生薑磨成泥，放入預熱好的茶杯裡，然後加入紅糖用開水沖服。

如果感冒還是不好，持續多日時，白天參照初起感冒時的做法，晚上睡覺前用大蒜頭搗成糊狀，敷兩足心湧泉穴（每足心敷黃豆粒大即可），用布包好，次日晨揭去，連用2～3天即癒。

在中醫裡，感冒有很多種類型，但人們常見的多是受寒，如淋雨、受涼、季節更替時不注意保暖等引起的感冒，對於受寒感冒，民間有個治療偏方：將淡豆豉15克放入鍋內加水1碗，煎煮15分鐘，然後放蔥段（30克），繼續煮5分鐘，最後放50克黃酒沖入，然後立即起鍋，趁熱服下。此方解表散寒，適用於風寒感冒，頭痛出汗、一身不適等症。

此外，民間還有預防感冒的方法，最典型的就是醋熏房間：將適量的食醋放入沙鍋中，然後小火蒸熏，直到醋熬乾為止。

治頭痛，試試民間四奇方

頭痛時，很多人想到的就是吃止痛藥，殊不知，長期使用止痛藥會給身體帶來副作用，為其他疾患埋下病根。而古人在這方面就比我們聰明很多，他們治療頭痛的方法簡單有效，且無副作用。下面就為各位做說明。

1.泡手治頭痛：頭痛發作時，把雙手伸到熱水裡（水溫以把手放進去能感覺到燙為宜），然後趕快抽回來，再放入水中，再抽回來，如此反復直到手指感到麻木，頭痛馬上就能緩解。「通則不痛，不通則痛」，頭痛多是因為經絡不通，而手指上的經絡全部都通頭部，手受熱刺激後就會打通經絡，也就能減輕疼痛。

2.滴鼻法治頭痛：將生白蘿蔔洗淨，榨成汁，然後用棉棒蘸汁滴入鼻孔，每次兩滴（兩鼻孔都要滴），一日兩次，連用4～5天，就可除根頭痛。需要注意的是，在治療期間一定不要吃花椒、胡椒。

3.虛火上擾頭痛的治療偏方：生魚肉（草魚或海魚肉均可）200

克，玉蘭花瓣15個、雞蛋5枚，味精、料酒、香油及鹽適量。將魚肉去刺切碎，玉蘭花切成絲或末，兩者混拌成泥。取5枚雞蛋的蛋清，用筷子攪勻至發稠，蛋清中放入少許香油、料酒、味精及鹽；然後將魚肉、玉蘭泥做成數個小球狀，放入配好的蛋清中蘸勻，撈出後放在盤子中央。另取玉蘭花瓣數片，圍繞盤子四周分別貼在盤子外沿。最後將整盤玉蘭魚球放在開鍋的蒸籠上蒸5分鐘，即可食。本方養陰、潤燥、祛風，對高血壓之虛火上擾頭痛有效。

4.**氣虛頭痛的飲食治療法**：炙黃芪30克，人參3～5克，棗仁10克，粳米100克，白糖適量。將黃芪、人參切成薄片，用冷水浸泡半小時，入沙鍋煎沸，改用小火煎濃汁，取汁前半小時入棗仁。取汁兩份於每日早晚同粳米加水適量煮粥，粥成後入白糖，稍黃即可。本方補氣止痛，適用於氣虛頭痛。

天然療法治咽喉痛，還你一副金嗓子

咽喉痛是一種常見病症，很多人咽喉一疼就吃消炎藥，這樣的習慣對健康很不好。對此，民間有幾款天然的治療方法：

1.用雙手提起兩耳的耳尖，然後放下，有節奏地連續提放100次。之後，喝適量白開水或橘子汁，每日3次，便會使咽喉疼痛減輕。

2.口舌乾燥、咽喉腫痛，可泡濃茶1杯，加蜂蜜1湯匙攪拌，待蜂蜜完全攪勻後，用以漱口，然後緩慢嚥下。每日3次，數次後便能使咽喉腫痛症狀消失。

3.以風油精2～4滴，口服慢慢嚥下（注意不可用水送下，否則會影響療效），每日4～5次，老人、幼兒用量酌減。此法治療咽炎及喉

癢乾咳也有效果。

4.絲瓜汁可以治小兒咽喉痛。用絲瓜絞汁或將絲瓜藤切斷，讓絲瓜水自然滴出，然後放入碗中用鍋蒸熱，再加適量冰糖飲用，可有效治療兒童咽喉痛。

大蒜就是止鼻血的法寶

老年人流鼻血，多發生在冬季，如果是經常性流鼻血的話，可能是高血壓或者腦出血的徵兆，是全身疾病的一個早期信號，應該儘快到醫院去確診。懷孕的婦女，體內分泌大量的孕激素使得血管擴張，鼻子也容易出血。春天氣候乾燥，小孩子也容易流鼻血，尤其是在吃了比較多的巧克力之後。

突然流鼻血的話，要是左鼻孔流鼻血，就把蒜拍碎，攔在右腳心上，稍稍有刺痛感覺就揭下來；要是沒有感覺，頂多就放在腳心8小時，然後將它揭下來。在這個過程中，鼻血就止住了。同樣，右鼻孔流鼻血，就敷在左腳心。為什麼左鼻孔流血要在右腳心貼蒜呢？中醫有「左病右治，右病左治」的說法。冬天很冷時，晚上坐下來用熱水洗洗腳，會覺得全身暖暖的，根據這個道理，我們就把蒜貼到腳心，讓這個蒜的氣從腳心通過人體內部的特定通道到達鼻子。古人治此病症時，就是利用了這個原理。

需要注意的是，鼻子流血時千萬不可頭向後仰，也不可以仰臥，應該用冷毛巾敷頭部，並用雙指點按鼻子兩側的迎香穴，這樣就可以止血。

實用生活 04

人人都要活到120歲——長壽聖經

金塊 文化

作　　者：趙鐵鎖
發 行 人：王志強
總 編 輯：余素珠
美術編輯：JOHN平面設計工作室

出 版 社：金塊文化事業有限公司
地　　址：新北市新莊區立信三街35巷2號12樓
電　　話：02-2276-8940
傳　　真：02-2276-3425
E-mail：nuggetsculture@yahoo.com.tw

匯款銀行：上海商業銀行 新莊分行（總行代號 011）
匯款帳號：25102000028053
戶　　名：金塊文化事業有限公司

總 經 銷：商流文化事業有限公司
電　　話：02-2228-8841
印　　刷：群鋒印刷
初版一刷：2012年10月
定　　價：新台幣280元

ISBN：978-986-88303-5-6（平裝）

本著作物經由北京華夏墨香文化傳媒有限公司正式授權，同意經由金塊文化事業有限公司在臺灣地區出版發行中文繁體字版本。

國家圖書館出版品預行編目資料

人人都要活到120歲：長壽聖經 / 趙鐵鎖著.
-- 初版. -- 新北市：金塊文化, 2012.10
288 面；17x 22.5 公分. -- (實用生活；4)
ISBN 978-986-88303-5-6(平裝)
1.長生法 2.健康法 3.養生
411.18　　　　　　　101019037